脊柱外科疾病临床诊疗

JIZHU WAIKE JIBING LINCHUANG ZHENLIAO

■ 刘海明　编著

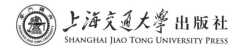

上海交通大学出版社
SHANGHAI JIAO TONG UNIVERSITY PRESS

内容提要

本书围绕脊柱外科疾病的临床诊疗展开叙述，首先介绍了脊柱的解剖知识，然后以此为基础对各疾病的发病机制、临床表现、辅助检查及治疗方法等内容进行详细阐述。本书基础理论知识与临床实践结合紧密，可以帮助广大脊柱外科临床工作者巩固专业知识，促进其诊治思维的完善。

图书在版编目（CIP）数据

脊柱外科疾病临床诊疗 / 刘海明编著. --上海 ：
上海交通大学出版社，2023.12
ISBN 978-7-313-29559-0

Ⅰ．①脊… Ⅱ．①刘… Ⅲ．①脊柱病－外科学－诊疗
Ⅳ．①R681.5

中国国家版本馆CIP数据核字（2023）第183485号

脊柱外科疾病临床诊疗
JIZHU WAIKE JIBING LINCHUANG ZHENLIAO

编　　著：刘海明

出版发行：上海交通大学出版社　　　　　地　　址：上海市番禺路951号

邮政编码：200030　　　　　　　　　　电　　话：021-64071208

印　　制：广东虎彩云印刷有限公司

开　　本：710mm×1000mm　1/16　　　经　　销：全国新华书店

字　　数：226千字　　　　　　　　　　印　　张：13

版　　次：2023年12月第1版　　　　　　插　　页：2

书　　号：ISBN 978-7-313-29559-0　　　印　　次：2023年12月第1次印刷

定　　价：198.00元

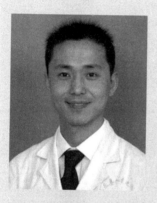

刘海明

本科毕业于济宁医学院临床医学专业，现就职于山东省昌乐县人民医院脊柱外科。兼任中华医学会潍坊分会骨科委员、潍坊市预防医学会脊柱疾病预防与控制委员会委员、潍坊市预防医学会骨质疏松与骨矿盐疾病专业委员会委员。从事脊柱外科工作10余年，擅长颈椎病、腰椎间盘突出症、椎管狭窄、椎体滑脱、脊柱骨折、骨质疏松症等疾病的诊疗。曾到中国人民解放军第八十九医院、山东大学齐鲁医院、河南省洛阳正骨医院进修学习。出版著作《骨外科疾病诊疗与微创技术》《常见骨科疾病诊断与治疗》与《现代骨科医学与临床诊疗》，发表学术论文《后路内固定融合术治疗脊柱胸腰段骨折的临床效果》和《脊柱后凸成形术联合唑来膦酸治疗骨质疏松性椎体压缩性骨折的临床价值分析》等多篇，拥有实用新型专利1项。

近年来,人们已经开始习惯以车代步、以机代人、以自动代人动的坐立位为主的生存方式。这种方式虽然很大程度上降低了人们的劳动强度,但也削减了人们直立行走、活动脊柱的时间和空间。同时,当下正处于信息化和全球竞争的时代热潮,各种信息和精神方面的压力接踵而至。这种压力的重担自然也落在了支撑我们生命和健康的这根"脊梁"上。由此导致脊柱产生劳损或创伤的机会明显增多,脊柱的相关疾病谱也在不断扩大,脊柱自身病变及由脊柱引发的疾病已经远远超出了脊柱骨科的范畴。

当前的社会发展与生活背景不仅对人类的脊柱健康是一项新的挑战,而且对脊柱外科医师诊疗水平提出了新的要求。脊柱外科医师既要提高诊断疾病的准确性,还要提升治疗水平,为患者解决现代生活节奏加快、生存压力巨大、生活习惯不良等因素导致的脊柱健康问题,从而使患者能够获得更高质量的生活。因此,为满足临床需求,特编写《脊柱外科疾病临床诊疗》一书。

本书以脊柱外科常见疾病的诊疗为主线。首先对脊柱外科的解剖知识进行讲解,作为各疾病部分内容的基础;然后介绍了脊柱外科微创技术;最后以不同类型的疾病为分支展开叙述,内容涵盖了从颈椎到骶骨的骨折、畸形、肿瘤等不同类型疾病的临床表现、辅助检查,以及具体的外科治疗等。本书内容丰富、结构合理、重点突出,理论知识与临床实践结合紧密,是一本集针对性和实用性于一体的脊柱外科疾病诊疗参考书,可供各层医疗机构脊柱外科医师、医学院校师生阅读使用。

因编写时间与水平有限,加之现代医学发展迅速,新的知识与技术层出不穷,书中难免出现纰漏与欠妥之处,期待广大读者批评和指正,在此深表感谢。

刘海明

山东省昌乐县人民医院

2023 年 3 月

C目录

脊柱外科解剖基础

脊柱是人体的支柱,位于背部正中,上端接颅骨,下端连髋骨,中附肋骨,并作为胸腔、腹腔和盆腔的后壁。脊柱的正面观呈一条直线,侧面观呈 S 形,由前凸的颈曲和腰曲,后凸的胸曲和骶曲构成。各椎骨借韧带、关节以及椎间盘连接,主要生理作用在于负荷重力,缓冲震荡,参与胸、腹、盆腔后壁的组成,保护脊髓、神经根及胸腹脏器等。随着身体运动载荷的变化,脊柱的形状可以产生很大的改变,脊柱的活动与椎间盘的厚度、椎间关节的方向等因素有关。

第一节　椎骨的结构特点

幼年时人的脊柱有 32～33 块椎骨,包括颈椎 7 块,胸椎 12 块,腰椎 5 块,骶椎 5 块,尾椎 3～4 块。成年后 5 块骶椎融合形成骶骨,3～4 块尾椎融合形成尾骨。

一、椎骨的一般结构

(一)椎体

椎体是椎骨负重的主要部分,呈圆柱状,其大小和形状在不同部位甚至不同人种之间各异。多数椎体的水平面形态是前凸,而后面形成椎孔处凹陷,矢状切面的形态多是前面凹而后面平。

(二)椎弓

椎弓为弓形骨板,其紧连椎体的缩窄部分为椎弓根,椎弓根的上、下缘弧形凹陷分别形成椎上切迹和椎下切迹。椎弓根向后内侧扩展变宽为椎弓板,两侧椎弓板于中线会合。由椎弓发出 7 个突起,分别如下。

（1）横突：1 对，由椎弓根与椎板连接处向左右突出，左右各 1 个。

（2）棘突：1 个，由椎弓后面正中伸向后方或后下方，尖端可在体表扪及。

（3）关节突：2 对，在椎弓根与椎弓板结合处，分别向上、下方突起形成上关节突和下关节突。上关节突向上突出，不同关节突的关节面可向内侧或外侧倾斜；下关节突向下突出，其关节面向前，也可向内侧或外侧倾斜。相邻椎骨的关节突形成关节突关节，并构成椎间孔的后壁，这些关节使椎骨间有一定的活动度，不同水平的椎骨活动度明显不同。

(三)椎间孔

椎间孔由椎弓根上缘与上一椎弓根下缘的切迹构成，提供神经和血管进入脊柱的孔洞，是节段性脊神经出椎管，供应椎管内软组织和骨结构血运的血管和神经分支进入椎管的门户。

(四)椎孔与椎管

椎体后面微微凹陷，与后方的椎弓共同围成椎孔。所有椎孔上下贯通，构成容纳脊髓的椎管。

二、椎骨的特殊结构

(一)颈椎

颈椎椎体相对较小，横径长，纵径短。横突短而宽，7 个颈椎的横突上均有一孔称横突孔，呈卵圆形，由横突前、后根及肋横突板围成。颈椎的棘突末端除第一颈椎和第七颈椎外均有分叉。颈椎关节突较低，呈块状，上关节突的关节面朝上，偏后方，下关节突的关节面朝下，偏前方。颈椎椎管相对较大，呈三角形，其内通过颈段脊髓(图 1-1)。

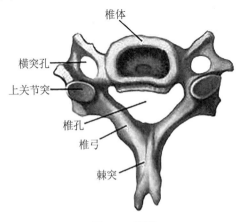

图 1-1 颈椎

1.第一颈椎

第一颈椎又称寰椎(图1-2),由前弓、后弓以及侧块组成,呈环状,无椎体、棘突和关节突。前弓较短,后面正中有齿突凹,与枢椎的齿突相关节。前结节较为突出,向下,有韧带和肌肉越过。后弓较长,只有一个后结节,向上、向后,作为肌肉的附着点,在后弓可见横行的椎动脉沟。侧块连接前弓与后弓,上面有椭圆形上关节凹,与枕髁相关节,下面有圆形下关节面,与枢椎的上关节面相关节。

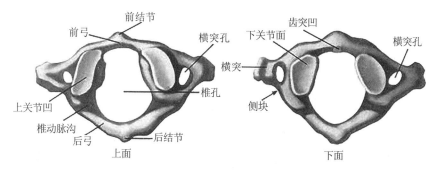

图1-2　第一颈椎

2.第二颈椎

第二颈椎又称枢椎(图1-3),椎体向上伸出形成齿突,与寰椎齿突凹相关节。椎弓根短而粗,横突较小,方向朝下。棘突较粗大,有众多肌肉附着。

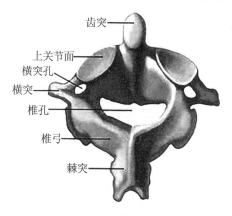

图1-3　第二颈椎

3.第七颈椎

第七颈椎又称隆椎(图1-4),棘突长,末端不分叉,活体易于触及,常作为计数椎骨序数的标志。

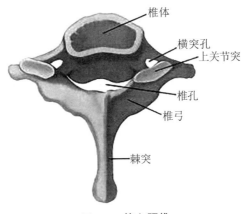

图 1-4　第七颈椎

(二)胸椎

胸椎椎体从上到下逐渐增大,横断面呈心形,矢径较横径略长,上部胸椎椎体近似颈椎,下部胸椎椎体近似腰椎(图 1-5)。椎体的上面和下面均平坦,而后侧略厚。

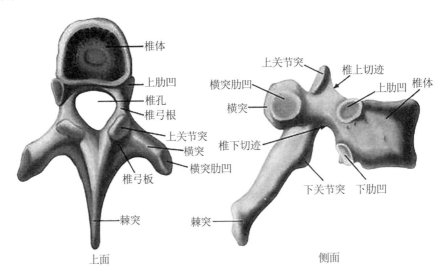

图 1-5　胸椎

胸椎后部两侧近椎弓根处有与肋骨小头相关节的关节凹,称为上肋凹、下肋凹。第一胸椎和第十至第十二胸椎只有上关节凹,第二至第九胸椎因肋骨小头上移而与相邻的椎体相关节,故此 8 块胸椎各有上、下 2 个肋凹,与肋骨构成肋小头关节。胸椎椎弓根的上缘为较浅的椎上切迹,下缘为较深的椎下切迹。

　　胸椎横突粗短,伸向后外侧,末端呈小球形膨大,侧方有横突肋凹与肋骨结节构成肋横突关节。

　　胸椎棘突长而细,呈三棱柱形,末端有较粗糙的结节,除第一胸椎棘突粗大并水平伸向后方外,其余胸椎棘突均向后下方倾斜,各相邻棘突呈叠瓦状排列,故胸椎棘突与椎体的定位大约相差1个椎节。

　　胸椎关节突关节面平坦,上关节面向后外方,下关节面向前内方,故关节呈冠状面,这种关节结构使胸椎的运动以侧屈和旋转为主。

　　脊髓的颈膨大向下达第二胸椎,腰膨大向上达第十胸椎,故第一胸椎、第二胸椎和第十至第十二胸椎椎孔较大,呈三角形,其余椎孔较小,呈圆形。

(三)腰椎

　　腰椎负重最大,故在全部椎骨中椎体最大,横断面呈肾形,前高后低,上下面扁平(图1-6)。第五腰椎椎体特别大,与骶骨相接构成凸向前的岬。腰椎椎体和上关节突之间是一较浅的椎上切迹,椎下切迹自椎体的后面延伸至下关节突的根部。

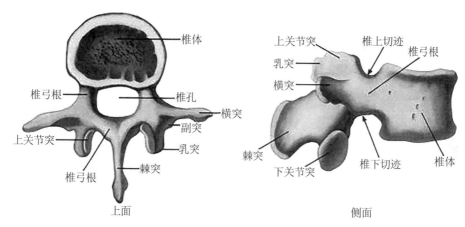

图 1-6　腰椎

　　腰椎椎弓发达,横突短而薄,伸向后外方。根部的后下为有一小结节,称为副突,副突、上关节突和乳突均为横突的遗迹。第一至第三腰椎的横突逐渐增长,以第三腰椎横突最长,第四腰椎和第五腰椎的横突逐渐变短,第五腰椎呈圆锥形,如过度发育与骶椎融合,则称为腰椎骶化。

　　棘突宽短呈板状,水平伸向后方,末端圆钝,故腰椎与棘突在体表的定位一致。各棘突的间隙较宽,临床上可于此做腰椎穿刺术。

　　上关节突由椎弓根发出,关节面向内,呈弧形;下关节突由椎体发出,关节面向外,故腰椎关节突关节呈矢状位。

腰椎椎孔胸椎大,较颈椎小,呈三角形。

(四)骶骨

骶骨由 5 块骶椎在成年后融合而成,分为骶骨底、骶骨侧部、骶骨尖、盆面和背面(图 1-7)。底向上,尖朝下,盆面凹陷,呈三角形,人体直立时骶骨向前倾斜约 45°,参与构成骨盆后壁。骶骨有明显的性别差异,男性的骶骨长而窄,女性的骶骨短而宽,后者是为了适应分娩需要。

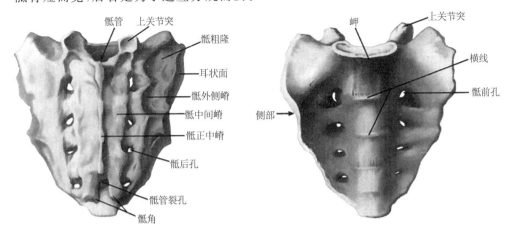

图 1-7 骶骨

骶骨底,即第一骶椎椎体的上面,呈椭圆形,与第五腰椎相接,其前缘突出称为骶骨岬,女性的骶骨岬是产科测量骨盆入口大小的重要标志之一。

骶骨两侧上宽下窄,上部粗糙,为上 3 个骶椎横突愈合而成,该部呈耳郭状,又称耳状面,与髂骨相应的关节面形成骶髂关节。骶骨两侧耳状面下缘的位置多位于第三骶椎中部及下部,但可高至第二骶椎或低至第四骶椎上部。耳状面的后方有骶粗隆、髂粗隆,是韧带的附着点。

盆面中部可见 4 条横线,是椎体融合的痕迹,正中线的两侧有 2 排骶前孔,每侧各有 4 个。

背面粗糙隆凸,正中线处为骶正中嵴,嵴外侧有 4 对骶后孔。在骶正中嵴的两侧,各有一条断续的骶中间嵴,由各骶椎的关节突连成。在每侧骶后孔的外侧,各有 1 条断续的骶外侧嵴,由各骶椎的横突构成。

骶骨内有纵行的骶管,上端与椎管相连,两侧与骶前、后孔相通,下端呈三角形,称为骶管裂孔。骶管裂孔的两侧有向下的突起,称为骶角,骶管麻醉常以骶角作为标志。

(五)尾骨

尾骨略呈三角形,由 3～5 节尾椎愈合而成,一般在 30～40 岁才融合完成(图 1-8)。尾骨上端为底,接骶骨,下端游离,为尾骨尖。尾椎无椎弓,故无椎管。尾骨角是第一尾椎的上关节突,它与骶角相关节,在尾骨角外侧,每侧有一对向外平伸的尖突,它们是尾椎的横突。第二尾椎的横突较小,第三尾椎和第四尾椎退化成结节状小骨块。

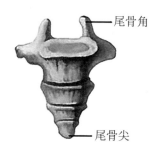

尾骨角
尾骨尖

图 1-8　尾骨

第二节　椎骨的连结

首先,椎骨之间最主要的连结结构是椎间盘,椎间盘连接上下椎骨形成关节,可以进行活动;其次,椎骨间的连结还有韧带和关节 2 个结构。椎骨之间的韧带连结相对较多,主要有前纵韧带、后纵韧带、黄韧带等,椎骨间的关节也是对椎骨间稳定性有重要作用的一种结构。

一、椎间盘

(一)椎间盘的概述

椎间盘位于相邻的 2 个椎体之间,由髓核、纤维环和软骨板 3 个部分构成,是椎体间主要的连结结构(图 1-9)。第一颈椎与第二颈椎之间和骶椎与尾椎之间均无椎间盘组织,因此,成人仅有 23 个椎间盘。椎间盘既坚韧,又富有弹性,承受压力时被压缩,除去压力后又复原,具有"弹性垫"样作用。

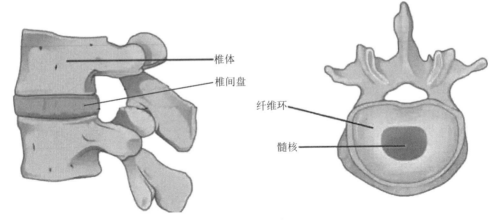

图 1-9　椎间盘

椎体
椎间盘
纤维环
髓核

椎间盘的形状影响脊柱继发弧度的构成,全部椎间盘的厚度约占骶椎以上脊柱全长的1/4。由于颈椎和腰椎的椎间盘前厚后薄,因而构成颈椎和腰椎的生理性前凸。胸椎椎间盘前后部近乎同一厚度,但由于胸椎椎体本身的形状,使胸椎呈生理性后凸。

(二)椎间盘功能

1.保持脊柱的高度

随着椎体的发育,椎间盘也会增长,从而增加了脊柱的长度。发育终止后,脊柱的高度随体位发生改变,直立位时椎间盘的高度较卧位时低。老年时椎间盘的高度减小,故老年人身高较青壮年矮。同样,椎间盘病变也会影响到脊柱高度。

2.连结上下2个椎体

椎间盘连结上下2个椎体,并使椎体间有一定的活动度。

3.使椎体承受相同的应力

即使不同椎体间仍有一定的倾斜度,但通过髓核可以使整个椎间盘承受相同的应力。

4.缓冲作用

椎间盘为弹性结构,人体由高处坠落或肩背部突然负荷时,椎间盘对脊柱的受力可以起到缓冲作用。

5.维持关节高度

椎间盘还可以维持脊柱后方关节突关节一定的距离和高度。

6.保持椎间孔的大小

正常情况下,椎间孔的大小是神经根直径的3～10倍。

7.维持脊柱的生理曲度

不同部位的椎间盘厚度不同,在同一椎间盘前后的厚度亦不同。在腰椎间盘最为明显,颈椎间盘、腰椎间盘前厚后薄使颈椎与腰椎呈生理性前凸。

8.承受应力

椎间盘是承受应力的结构,正常情况下,髓核是不能被压缩的,但在受压情况下,可将应力分布在整个椎间盘。当椎间盘处于持续负荷状态时,髓核发生变形,纤维环向四周膨出。此负重除来自体重外,亦来自肌肉收缩和韧带张力。纵向压力首先通过椎骨传导至软骨板和髓核,然后至纤维环。椎间盘在承重 22.7 kg时难以维持原高度不变。

(三)髓核

1.髓核的概述

髓核是乳白色半透明的胶状体,富有弹性,为胚胎时期脊索的残留物,位于2 个软骨板与纤维环之间。出生时髓核体积大而松散,位于椎间盘的中央,不接触椎体。生长发育过程中,髓核的位置会发生变化,椎体后部的发育较前部快,因此,至成年时髓核位于椎间盘偏后。髓核占椎间盘横断面的 $50\%\sim60\%$。

2.髓核的高度变化

髓核内水的含量可占总量的 $75\%\sim90\%$,细胞间质内各种成分结合在一起,形成立体网状胶样结构。承受压力时,髓核使脊柱均匀地负荷,其高度在一日之内会发生变化,这与髓核内水分的改变有关,晚间较晨起时矮 $1.5\sim2.4$ cm。老年人的髓核高度变化较小,活体椎间盘每日总的高度变化,男性约为 17.1 mm,女性约为 14.2 mm,平均每个椎间盘的高度变化约为 0.68 mm。

3.髓核的形态变化

进入青少年时期,来自纤维环的细胞和上、下椎体相邻软骨盘的纤维软骨逐渐替代髓核中的胶冻样物质。这种结构改变,使髓核形态亦不时变化。髓核虽然不能被压缩,但可在压力下变得扁平,加于髓核的力可以均匀地向纤维环及椎体软骨板各个方向传导。在相邻椎骨间的运动中,髓核具有支点作用,如同滚珠,随脊柱屈伸向前或向后移动。

4.髓核的功能

(1)髓核在承受突然的外力的情况下起吸收应力的作用。在压力作用下髓核不能被压缩,但能产生形变,将力传送到纤维环各部分,使纤维环的胶原略微延长或改变各层胶原纤维的方向而分散压力。

(2)在脊柱运动时,髓核作为运动的支柱,使脊柱做前屈、后伸和旋转运动,起着类似轴承的作用。

（3）在承受应力时，髓核向各个方向均匀地传递力量，避免了椎间盘接受应力不均而造成的纤维环破裂、软骨板骨折，甚至椎体压力性骨吸收。髓核的黏弹特性主要依靠富有蛋白多糖的细胞外基质，通过吸收水分，使组织内呈高渗透压。在负载时使椎间盘内液体外流，称为蠕变效应，该效应受年龄、椎间盘退变、震动等因素的影响。

（四）纤维环

1.纤维环的内部结构

纤维环分为外、中、内3层，呈同心圆排列，外层主要由胶原纤维组成，内层由纤维软骨带组成，细胞排列与分层的纤维环方向一致。各层之间有黏合样物质，使彼此之间牢固地结合在一起，而不互相交叉。外层纤维环的细胞呈梭形，细胞核呈雪茄形；而内层纤维环的细胞呈圆形，类似软骨样细胞，同时不定形的基质亦增加。纤维环的前部和两侧最厚，约等于后部的2倍，后部最薄，但一般亦有12层纤维。外层纤维环在2个椎体骺环之间，内层纤维环在2个椎体软骨板之间，外、中层纤维环通过Sharpey纤维连于骺环。纤维环后部多为内层纤维环，附着于软骨板上，最内层纤维环进入髓核内并与细胞间质相连。因此，在最内层纤维环与髓核之间无明显界限。

2.纤维环的功能

（1）纤维环的强度及纤维环在骺环和软骨盘附着点的坚实性，使上、下2个椎体相连，保持脊柱的稳定性。

（2）由于纤维环的弹性和特殊分层排列方向，脊柱的每个椎骨都有一定的运动度。

（3）纤维环在脊柱前纵韧带和后纵韧带的加强下，限制了脊柱的前屈、后伸、侧屈以及旋转运动。

（4）维持髓核组织的位置和形状。

（5）髓核在受压的情况下发生形变，并将所受的压力均匀地分布于纤维环各个部分，使纤维轻度延长，通过减少纤维环不同层面的角度，改变形状，降低高度，承受张力。当整个脊柱的纤维环均发生这一改变时，脊柱所受的应力即被纤维环和髓核一并吸收。

（五）软骨板

1.软骨板的概述

软骨板主要由圆形软骨细胞构成，在椎体上、下各有1个，其厚度为1 mm，在中心区更薄,呈半透明状,位于椎体骺环内。骺环在青少年时为软骨源性生长带,在成年时为椎体周围的骨皮质骨环。

椎体软骨板作为椎间盘的主要营养途径,对椎间盘的营养供应与力学性能的维持都具有十分重要的作用。研究表明,软骨板途径的营养障碍会直接导致椎间盘退变的发生,椎间盘退变前软骨板即可发生明显的退变,软骨板退变是椎间盘退变的始动因素。

2.软骨板的功能

(1)在椎体上、下面覆有软骨板,青少年时椎体边缘部分有软骨成分的骺环,这种无血管组织的功能之一,就是保护椎骨在承受压力时免于发生压迫性骨萎缩。

(2)通过软骨板的渗透功能,进行椎体与椎间盘之间的液体和营养物质交换。

二、韧带

脊柱的韧带连结主要包括椎体间的韧带连结和椎弓间的韧带连结(图1-10)。

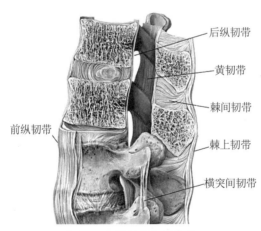

图1-10 脊柱的韧带连结

(一)椎体间的韧带连结

1.前纵韧带

前纵韧带是覆盖在脊柱前面坚固的纤维带,上端起自枕骨大孔前缘的枕骨咽结节,向下延伸至第一骶椎和第二骶椎前面,是人体最长的韧带。前纵韧带的宽度和厚度在不同部位有明显差异,在上颈椎区最窄,呈索状,向下延伸时逐渐变宽,下腰椎区的前纵韧带向两侧延伸,几乎覆盖椎体和椎间盘的前外侧。前纵韧带在颈段与腰段较厚,在胸段较薄。

前纵韧带具有较强的张应力,能限制脊柱过伸,临床上对胸腰椎压缩性骨折患者施行伸展复位或进行腰背肌锻炼时,此韧带可防止脊柱过度伸展。

2.后纵韧带

后纵韧带位于椎管前壁的内侧,从枢椎延伸至骶骨,上端与覆膜相续,下端移行为骶尾后深韧带。锯齿样的外形是后纵韧带最大的特点,即在椎体处窄,在椎间盘处宽,形似锯齿。

在椎弓根之间,特别是下胸段和腰段椎弓根之间,后纵韧带形成不依附于椎体后面的增厚结缔组织带,它呈弓弦状跨越椎体后方凹面,允许小血管在其深面进出椎体静脉窦。在椎间盘后方及其邻近部位,后纵韧带分成2层。浅层跨越数个椎体,深层连接2个相邻椎体,并向两侧沿着椎间盘向外延伸出椎间孔。向外侧延伸的深层部分与椎间盘连接非常牢固,在中央形成一个疏松附着的菱形区域,因此在椎间盘水平,后纵韧带非常容易剥离,髓核向后方或侧后方突出与该结构特点相关,此韧带具有限制脊柱过度前屈的作用。

(二)椎弓间的韧带连结

1.黄韧带

黄韧带呈膜状,位于2个相邻椎骨的椎弓板之间。黄韧带上部附着于上一椎板前面下 2/3,下方附于下位椎板的上唇和背部,在中线有一间隙,为小血管通道。黄韧带前面凹陷、光滑,后中央部与棘间韧带相连,向外至关节突关节内侧缘,其侧缘构成椎间孔的软组织后壁。颈部的黄韧带较薄(2～3 mm),胸部的黄韧带较厚,腰部的黄韧带最厚(4～5 mm)。黄韧带的作用是限制脊柱过度前屈并参与维持椎骨间的正常位置。

2.棘间韧带

棘间韧带是连接毗邻棘突的膜性纤维结构,位于成对的棘突间肌的深面,前方与黄韧带连接,后方与棘上韧带和项韧带相连。棘间韧带的纤维向后下方倾斜排列,连于上一棘突的基底部与下一棘突的尖端之间。棘间韧带在颈段与胸段薄弱,在腰段较发达。中老年人的棘间韧带常存在裂隙或松弛现象,可能与创伤或退变有关。棘间韧带可限制脊柱过度前屈。

3.棘上韧带

棘上韧带是附于棘突尖的坚固纤维束,其上端起自第七颈椎棘突,向下延伸至骶正中嵴,两侧与背部筋膜相延续,前方与棘间韧带会合,难以分开。棘上韧带浅层纤维可跨越多个棘突,中层纤维跨越2～3个棘突,深层纤维仅连接相邻的 2 个棘突。棘上韧带有很强的张应力,其作用与棘间韧带相同,具有一定的弹性,故脊柱前屈时棘上韧带被拉直,脊柱后伸时可复原,但由于棘上韧带没有弹力纤维,因此脊柱过屈牵拉韧带可致其损伤。

颈段棘上韧带又称为项韧带。项韧带是一个双层弹性纤维板,可含纤维软骨。它起自枕外隆凸,呈弓弦样向下跨越至第七颈椎棘突。其前缘形成矢状纤维层,连接所有颈椎棘突并分隔两侧肌肉,作为斜方肌的附着点。长期的慢性损伤、炎症或出血可能造成项韧带骨化。项韧带的主要作用是维持头颈部的直立位。

4.横突间韧带

横突间韧带是横突之间的纤维连接,其主要作用是限制脊柱过屈,在侧屈时承受最大应力。通常难以将横突间韧带与节段肌肉的腱性止点扩展部相区分,其实在某些区域,该韧带就是肌肉止点的扩展。

不同部位的横突间韧带形态不同,在颈椎横突间韧带是一些坚韧的薄纤维,在胸椎间与肋间韧带相混合,在腰椎间最清晰,与周围组织分界明确,甚至是孤立的膜状条带。在第四腰椎和第五腰椎水平,横突间韧带参与构成髂腰韧带。

5.关节囊韧带

关节囊韧带是指包绕相邻椎体间关节突关节囊外面的韧带。该韧带因有部分黄韧带参加,故呈略带黄色的弹力纤维。关节囊韧带增强了关节突关节囊的保护作用,成年人的关节囊韧带会随着关节突关节的退变和变形发生变化,容易松弛。

三、关节

(一)钩椎关节

第三至第七颈椎椎体上面侧缘的突起为椎体钩。椎体钩与上位椎体下面的两侧唇缘相接,形成钩椎关节,又称 Luschka 关节,此为滑膜关节,其作用为限制椎体向侧方移动。如椎体钩过度增生肥大,可致椎间孔狭窄,压迫脊神经,产生颈椎病的症状和体征。

(二)关节突关节

关节突关节属于滑膜关节,能够完成有限的滑动。关节突关节面有透明软骨覆盖,其大小、形态和方位随脊柱的不同水平而异。关节囊薄而松弛,附着于相对上、下关节突关节面的周缘,其中颈椎关节突关节的关节囊最为松弛,向下逐渐变短并紧张。关节囊韧带可增加对关节囊的保护,该韧带可因关节的退变和变形而更加松弛。在腰椎关节突关节的关节囊内可存在脂肪垫、类半月板和关节囊皱褶,这些结构在腰段脊柱运动时可以起到缓冲作用。

关节突关节的关节面方向决定了不同脊椎的运动特点。

1.颈椎关节突关节

颈椎关节突关节关节面呈卵圆形,上关节突关节面朝向后上方,下关节突关节面向前下方,与水平面角度约为45°,在下颈椎几乎水平。因此颈椎的运动范围大,特别是旋转运动,但稳定性差,易受外力作用而产生脱位,一旦发生脱位可牵引复位。

2.胸椎关节突关节

胸椎关节突关节的关节面几乎呈冠状位,比较稳定,加之胸廓的稳定作用,不容易发生脱位。但是,由于活动度较小,受外力作用时容易发生关节突骨折,一旦发生关节脱位出现交锁,复位将非常困难,常需手术治疗。

3.腰椎关节突关节

腰椎关节突关节的关节面几乎呈矢状位,上关节突关节面朝向后内方,下关节突关节面朝向前外方,该位置允许腰椎进行伸屈活动,同时允许一定程度的侧屈,其他活动则明显受限制(腰椎每个运动节段的旋转只有1°左右)。腰椎的关节突关节非常稳定,受外力作用后极少发生脱位,但容易导致关节突或峡部骨折。

第三节 脊柱的软组织

脊柱周围的软组织主要包括肌肉、脊髓、脊神经、血管等结构。脊柱周围肌肉按部位可分为颈部肌肉、背部肌肉,同时腹部相关肌肉对脊柱稳定也有一定的作用。位于椎管内的脊髓,与脑之间存在广泛的纤维联系,并在脑的控制下进行活动,其本身也能完成许多反射活动。由脊髓发出的成对的脊神经,在身体和四肢的感觉、运动和反射方面发挥着重要作用。脊柱的供血主要来自颈动脉、主动脉和髂部的节段血管,其不仅对骨性脊柱非常重要,而且对脊髓的功能同样至关重要。本节将对脊柱的软组织进行介绍。

一、肌肉

(一)颈部肌肉

1.胸锁乳突肌

胸锁乳突肌位于颈部两侧,是强有力的肌肉,起自胸骨柄前面和锁骨的胸骨端,两头汇合斜向后上方,止于颞骨的乳突。

胸锁乳突肌的作用是一侧收缩使头向同侧倾斜并向对侧旋转;两侧肌肉同时收缩使颈后伸仰头,上端固定时可提起胸前壁。单侧胸锁乳突肌可因胎儿产伤等原因造成肌挛缩,导致斜颈畸形。

2.斜角肌

斜角肌分为前斜角肌、中斜角肌和后斜角肌,三者均起自颈椎横突。前、中斜角肌向下止于第一肋骨,后斜角肌止于第二肋骨。前、中斜角肌与第一肋骨之间,有一三角形裂隙,称斜角肌间隙,有臂丛神经和锁骨下动脉通过,故临床上将麻醉药注入此间隙,进行臂丛神经阻滞麻醉。在病理情况下,可造成此间隙狭窄,引起臂丛神经和血管受压。

当胸廓固定时,一侧斜角肌收缩使颈向同侧屈,两侧同时收缩使颈前屈;当颈部固定时,双侧肌肉收缩可上提第一肋与第二肋助吸气。

3.枕骨下肌群

枕骨下肌群位于枕骨和寰枢椎之间,是连接着枕骨、寰椎和枢椎后方的4块小肌肉,分别为头后小直肌、头后大直肌、头上斜肌和头下斜肌。

(1)头后小直肌:呈三角形,起于寰椎后结节,肌纤维向上,止于下项线的内侧。其作用为肌肉收缩时头后仰。

(2)头后大直肌:呈三角形,起于第二颈椎棘突,肌纤维斜向外上方,肌腹逐渐增宽,止于枕骨下项线的外侧部。一侧肌肉收缩,使头向同侧旋转,两侧肌肉同时收缩,可使头后仰。

(3)头上斜肌:呈粗柱状,起自寰椎横突,肌纤维斜向内上方,止于下项线上方外侧。一侧肌肉收缩时,使头向对侧旋转,使寰枕关节侧屈;两侧肌肉同时收缩,可使头后仰。

(4)头下斜肌:呈粗柱状,起自第二颈椎棘突,向外上方止于寰椎横突。其作用为肌肉收缩时可使头向同侧旋转,并向同侧侧屈。

除上述单条肌肉作用外,枕下肌群是使上颈椎后伸的肌肉,主要控制寰枢关节和寰枕关节并辅助稳定头部。

(二)背部肌肉

1.斜方肌

斜方肌位于颈部和背上部的浅层,为三角形的扁肌,左右两侧合在一起呈斜方形。以腱膜起自上项线、枕外隆凸、项韧带、第七颈椎棘突以及全部胸椎棘突,上部纤维斜向外下方,中部纤维平行向外侧,下部纤维斜向外上方,止于锁骨外侧 1/3、肩胛骨的肩峰和肩胛冈。

其作用为肌肉收缩时牵拉肩胛骨向脊柱靠拢,上部肌束可上提肩胛骨,下部肌束使肩胛骨下降;如果肩胛骨固定,一侧肌肉收缩可使颈向同侧屈并向对侧旋转,两侧肌肉同时收缩可使头后仰。斜方肌瘫痪时,可产生"塌肩"。

2.背阔肌

背阔肌为全身最大的扁肌,位于背的下半部及胸的后外侧,以腱膜起自下 6 个胸椎棘突、全部腰椎棘突、骶正中嵴以及髂嵴后部,肌纤维向外上方集中止于肱骨小结节嵴。

其作用为肌肉收缩时,使肩关节后伸、内收以及旋内;当上肢上举固定时,肌肉收缩可上提躯干(如引体向上)。

3.肩胛提肌

肩胛提肌位于颈部两侧,肌肉上部位于胸锁乳突肌深侧,下部位于斜方肌的深侧,为一对带状长肌。起自第一至第四颈椎的横突,肌纤维斜向后外方走行,止于肩胛骨上角和肩胛骨内侧缘的上部。肩胛提肌有上提肩胛骨并使肩胛骨向下回旋的作用,是颈椎负担很重的一块肌肉。这块肌肉过分紧张会使柔韧度下降,引起肩带上举而耸肩,长期耸肩姿态将引起颈部不适和头部供血不畅。

近固定时,肌肉收缩会使肩胛骨上提和下回旋;远固定时,一侧肌肉收缩使头向同侧屈和轻度回旋,两侧肌肉同时收缩可使颈后伸。

4.菱形肌

菱形肌位于斜方肌深层,起于第六颈椎、第七颈椎和第一至第四胸椎棘突,肌纤维向外下方走行,止于肩胛骨内侧缘。随着手臂的举起和落下,菱形肌在靠近脊柱的地方会变得膨胀,相反,在远离脊柱时会形成浅凹沟。

近固定时,肌肉收缩可使肩胛骨上提、后缩和下回旋。远固定时,两侧肌肉同时收缩可使胸段脊柱后伸。

5.夹肌

夹肌位于上后锯肌深面,起自项韧带下部、下位颈椎棘突、上位胸椎棘突和棘上韧带,肌纤维斜向外上方,分为头夹肌和颈夹肌 2 个部分。

（1）头夹肌：在胸锁乳突肌上端的深面，止于乳突下部和上项线的外侧部。

（2）颈夹肌：在头夹肌的外侧和下方，止于上位3个颈椎的横突。

夹肌的作用为一侧肌肉收缩时，头向同侧旋转，两侧肌肉同时收缩会使头后仰。

6.上后锯肌和下后锯肌

（1）上后锯肌：位于菱形肌深面，起于项韧带下部、第七颈椎至第三胸椎棘突，肌纤维斜向外下方，止于第二至第五肋骨肋角的外侧面，作用为上提肋骨以助吸气，上后锯肌发达可以提升肺活量。

（2）下后锯肌：位于背阔肌中部的深面，借腱膜起自第十一胸椎棘突、第十二胸椎棘突以及第一腰椎棘突和第二腰椎棘突，肌纤维斜交外方，止于下位4个肋骨肋角的外面。其作用是下拉肋骨向后，并固定肋骨，协助膈的吸气运动。

7.竖脊肌

竖脊肌又名骶棘肌，位于脊柱棘突两侧、斜方肌和背阔肌的深面，为一对强大的伸脊柱肌。总束起自骶骨背面、髂嵴后部和腰椎棘突，肌纤维向外上方由内向外逐渐分为并列的3个纵行肌柱，外侧为髂肋肌（包括腰髂肋肌、背髂肋肌、项髂肋肌），中部为最长肌（包括腰背最长肌、颈最长肌、头最长肌），内侧为棘肌（包括胸棘肌、颈棘肌、头棘肌），分别止于肋骨肋角下缘、颈椎和胸椎横突、颞骨乳突以及颈椎和胸椎的棘突。其中以最长肌最为强大，棘肌最为薄弱。

下固定时，两侧肌肉收缩使头和脊柱后伸，髂肋肌还有降肋作用；肌肉单侧收缩可使脊柱向同侧侧屈。

8.横突棘肌

横突棘肌由多个斜肌束组成，排列于自骶骨至枕骨的整个脊柱背面，为竖脊肌所掩盖。肌束起自下位椎骨的横突，斜向内上方，跨越1～6个椎骨不等，止于棘突，由浅而深可分为3层。浅层为半棘肌，肌纤维较长而直，斜跨4～6个椎骨，位于背部和颈部，其中头半棘肌向上附着于枕骨上项线以下的骨面；中层为多裂肌，肌纤维短而略斜，斜跨2～4个椎骨；深层为回旋肌，肌纤维最短，只斜跨1个椎骨。

两侧横突棘肌同时收缩，可使躯干后伸，单侧横突棘肌收缩，可使躯干向同侧侧屈并转向对侧。

（三）腹部相关肌肉

腹肌介于骨盆和胸廓之间，参与腹前壁、腹外侧壁和腹后壁的构成，并对腰椎的载荷、稳定和运动具有重要作用。与腰椎有关的腹肌包括腹外斜肌、腹内斜肌、腹横肌和腹直肌。

腹前外侧群肌的作用是保护腹腔脏器,维持腹内压。肌肉收缩时,增加腹压,协助排便、呕吐、咳嗽及分娩等生理活动,使脊柱前屈、侧屈和旋转,还可降肋以助呼气。

1.腹外斜肌

腹外斜肌位于腹前外侧部浅层,为宽阔扁肌。以8个肌齿起自下8位肋骨的外面,与背阔肌及下部的前锯肌的肌齿交错,肌纤维斜向前下,后部肌束向下止于髂嵴前部,其余肌束向前下方移行为腱膜,经腹直肌前面,参与构成腹直肌肌鞘前层,止于白线。

2.腹内斜肌

腹内斜肌位于腹外斜肌深面,起自胸腰筋膜、髂嵴和腹股沟韧带外侧1/2。肌束呈扇形,后部肌束几乎垂直向上,止于下位3个肋骨。大部分肌束向前上方移行为腱膜,其中上2/3腱膜在腹直肌外侧缘分为前、后2层包裹腹直肌,参与构成腹直肌肌鞘的前层及后层,下1/3腱膜全部行于腹直肌前面,参与构成腹直肌鞘前层,腱膜至腹正中线止于白线。下部起自腹股沟韧带的肌束,呈弓形行向前下方,越过男性精索或女性子宫圆韧带后移行为腱膜,与腹横肌相应腱膜结合,形成腹股沟镰,又称联合腱,止于耻骨梳内侧端及耻骨结节附近。

3.腹横肌

腹横肌位于腹内斜肌深面,为腹壁最深层的扁肌。起自下6对肋软骨的内面、胸腰筋膜、髂嵴和腹股沟韧带外侧1/3,肌束向前内侧横行为腱膜,行于腹直肌后面(上2/3)或前面(下1/3),参与构成腹直肌肌鞘后层或前层,止于白线。

4.腹直肌

腹直肌位于腹前壁正中线两侧,居腹直肌肌鞘中,上宽下窄。起自耻骨联合和耻骨嵴,肌束向上止于胸骨剑突和第五至第七肋软骨的前面。腹直肌全长被3～4条横行的腱划分形成多个肌腹。

二、脊髓

(一)脊髓的位置和形态

1.脊髓的位置

脊髓位于椎管内,外包脊膜,上端在寰椎上缘水平与延髓相连,下端变细止于脊髓圆锥。成人脊髓的下端平对第一腰椎下缘与第二腰椎上缘之间,其中以位于第一腰椎下1/3部的最多。脊髓在椎管内的位置偏前,脊柱前屈时脊髓前移,脊柱后伸时脊髓后移,脊髓下端稍上提。

2.脊髓的形态

脊髓具有明显的节段性,每一对脊神经的根丝附着的一段脊髓称为一个脊髓节段。脊髓有 31 个节段,包括 8 个颈髓节段(C)、12 个胸髓节段(T)、5 个腰髓节段(L)、5 个骶髓节段(S)和 1 个尾髓节段(Co)。脊髓呈前后略扁的圆柱形,全长粗细不等。C_5 节段至 T_1 节段的脊髓明显增粗,称颈膨大,为众多上肢脊神经的发源节段;L_2 节段至 S_3 节段的脊髓亦稍膨大,称腰骶膨大,为下肢脊神经的发源节段。自 S_4 节段向下,脊髓逐渐变细,为脊髓圆锥。脊髓表面借前正中裂和后正中沟将其分为左右对称的两半。在前正中裂和后正中沟两侧各有前外侧沟和后外侧沟,分别有脊神经的前、后根丝附着,前、后根丝分别合成前、后根,在近椎间孔处合成 31 对脊神经。在后外侧沟与后正中沟之间有后中间沟,是薄束与楔束的分界。

3.脊髓节段与椎骨的对应关系

成人脊髓的长度与椎管的长度不一致,所以脊髓的各个节段与相应的椎骨不在同一高度。成人上颈髓节段($C_1 \sim C_4$)大致平对同序数椎骨,下颈髓节段($C_5 \sim C_8$)和上胸髓节段($T_1 \sim T_4$)约平对同序数椎骨的上一块椎骨,中胸髓节段($T_5 \sim T_8$)约平对同序数椎骨的上 2 块椎骨,下胸髓节段($T_9 \sim T_{12}$)约平对同序数椎骨的上 3 块椎骨,腰髓节段约平对第十至第十二胸椎,骶髓、尾髓节段约平对第一腰椎。

(二)脊髓的内部结构

脊髓由围绕中央管的灰质和位于外围的白质组成。在脊髓的横切面上,可见中央有一细小的中央管,围绕中央管周围是呈 H 形的灰质,灰质的外围是白质。

1.中央管

中央管为细长的管道,纵贯脊髓全长,内含脑脊液。此管向上通第四脑室,向下在脊髓圆锥内扩大为一梭形的终室,40 岁以上的人中央管常闭塞。

2.脊髓的灰质

脊髓的灰质主要由神经元的胞体和树突组成。灰质腹侧部的扩大部分称为前角,背侧较细部分称为后角,前角与后角之间的移行部分称为中间带,$T_1 \sim L_3$ 的中间带向外突出形成侧角。由于前角、后角和侧角在脊髓内纵向排列呈柱状,故又分别称为前柱、后柱和侧柱。在中央管前、后的灰质分别称灰质前连合和灰质后连合。

3.脊髓的白质

脊髓的白质主要由纤维束组成。白质借脊髓的纵沟分为3个索,前正中裂与前外侧沟之间为前索,前外侧沟与后外侧沟之间为外侧索,后正中沟与后外侧沟之间为后索。在灰质前连合的前方有纤维横越,称白质前连合。每个索都有行径不同的纤维束。

(1)脊髓白质的上行纤维束。①薄束、楔束:位于脊髓后索,由同侧后根内侧部脊神经节细胞中枢突上升形成;其中薄束成自 T_5 以下脊神经节细胞的中枢突,楔束成自 T_4 以上脊神经节细胞的中枢突。该神经节细胞的周围突分布于肌肉、肌腱以及关节的本体感受器和精细触觉感受器,由薄束和楔束传导躯干、四肢的本体感觉和精细触觉,并上行至延髓分别止于薄束核和楔束核。②脊髓小脑后束、脊髓小脑前束:分别位于脊髓外侧索周边的后部和前部。脊髓小脑后束主要起自 $C_8 \sim L_3$ 的背核,主要在同侧上行并经小脑下脚止于旧小脑皮质。脊髓小脑前束主要起自 $L_2 \sim S_3$ 的脊髓边缘细胞,主要交叉至对侧上行并经小脑上脚止于旧小脑皮质。这2束均传导下肢的本体感觉,其中脊髓小脑后束调节下肢个别肌肉的运动和姿势,脊髓小脑前束协调下肢整体的运动和姿势。③脊髓丘脑侧束、脊髓丘脑前束:分别位于脊髓外侧索前半部和前索,并分别传递由后根外侧部传入的痛觉、温觉信息和内侧部传入的粗触觉、压觉信息。这2束在脊髓又合称脊髓丘脑束。

(2)脊髓白质的下行纤维束。①皮质脊髓束:起始于大脑皮质的躯体运动区和躯体感觉区,在椎体下端,约90%的下行纤维交叉至对侧形成椎体交叉,交叉后的纤维行于对侧脊髓外侧索的后部,形成皮质脊髓侧束并直达骶髓,约10%的不交叉纤维行于前索的最内侧,形成皮质脊髓前束并仅在中胸部以上。②红核脊髓束:起始于中脑红核,主要调控屈肌的肌张力,与皮质脊髓束一起对肢体远端肌肉的运动调控起重要作用。③前庭脊髓束:起始于前庭神经外侧核,主要调控伸肌的肌张力,在身体平衡的调控方面起重要作用。④顶盖脊髓束:起始于中脑的上丘,主要调控颈肌的活动以完成视听反射,如突然的光或声音刺激而引起的转颈。⑤网状脊髓束:起始于延髓和脑桥的网状结构,发出纤维组成延髓网状脊髓束,主要调控肌张力。⑥内侧纵束:主要来自前庭神经核群,负责完成头、颈姿势的反射性调节。⑦下行内脏通路:在脊髓中,尚有下行纤维将冲动传至中间外侧核的交感神经节前神经元和 $S_2 \sim S_4$ 节段的副交感节前神经元,经此支配平滑肌、心肌和腺体。

(三)脊髓的被膜

脊髓的表面都包有 3 层被膜,从外向内依次为硬脊膜、蛛网膜和软脊膜,它们对脑和脊髓具有保护和支持作用。

1.硬脊膜

硬脊膜由致密结缔组织构成,厚而坚韧,包裹着脊髓。上端紧密附着于枕骨大孔边缘并与硬脑膜相延续;下部在第二骶椎水平逐渐变细并包裹马尾,末端附着于尾骨。此隙呈负压,有脊神经根通过。临床上进行硬膜外麻醉,就是将药物注入此间隙,用以阻滞脊神经根内的神经传导。在硬脊膜与脊髓蛛网膜之间有潜在的硬膜下隙。

2.蛛网膜

脊髓蛛网膜为半透明的薄膜,位于硬脊膜与软脊膜之间,与脑蛛网膜延续。脊髓蛛网膜与软脊膜之间较宽阔的间隙为蛛网膜下腔,2 层膜之间有许多结缔组织小梁相连,腔内充盈有脑脊液。临床上常在第三与第四腰椎间或第四与第五腰椎间进行腰椎穿刺,以抽取脑脊液或注入药物而不会伤及脊髓。

3.软脊膜

软脊膜薄并富含血管,紧贴脊髓表面,延伸至脊髓的沟裂中,在脊髓下端移行为终丝。软脊膜在脊髓两侧脊神经前、后根之间形成锯齿状的韧带,该韧带的尖端附于硬脊膜上,称齿状韧带,有 18～24 对,最上一对较细小,约平对 C_1 神经根,最下一对平对 T_{11}～T_{12} 或 T_{12}～L_1 神经根。

三、脊神经

(一)脊神经概述

脊神经是由脊髓发出的成对的神经,主要支配身体的感觉、运动和反射。

每对脊神经节的前根和后根与脊髓相连。前根与后根均由许多神经纤维束组成的根丝构成,前根属于运动性神经,后根属于感觉性神经,二者在椎间孔处合成一条脊神经干,感觉纤维和运动纤维在脊神经干中混合。后根在椎间孔附近有椭圆形膨大,称脊神经节。人体共有 31 对脊神经,包括 8 对颈神经(C_1～C_8),12 对胸神经(T_1～T_{12}),5 对腰神经(L_1～L_5),5 对骶神经(S_1～S_5),以及 1 对尾神经。

(二)脊神经的分支

脊神经是混合性神经,其感觉纤维始于脊神经节的假单极神经元。根据脊神经的分布和功能,可将其组成的纤维成分分为 4 类,脊神经干很短,出椎间孔后立即分为前支、后支、脊膜支和交通支。

1.前支

前支粗大,分布于躯干前外侧部和四肢的肌肉与皮肤。大多数前支先交织成丛,由丛再分支分布于相应的区域。脊神经前支形成左右对称的颈丛、臂丛、腰丛和骶丛。

2.后支

后支细短,其分布具有明显的节段性,分布于项背部的肌肉及皮肤。C_1的后支称为枕下神经,分布于颈部深肌;C_2后支为枕大神经,分布于枕部的皮肤;$L_1 \sim L_3$及$S_1 \sim S_3$后支的外侧支,分别分布于臀上部和臀下部的皮肤,即为臀上皮神经和臀中皮神经;$S_4 \sim S_5$和尾神经的后支,分布于尾骨周围的皮肤。

3.脊膜支

脊膜支细小,经椎间孔返回椎管,分布于脊髓的被膜、椎骨骨膜、椎间盘和韧带等。上3对脊神经的脊膜支还分布于颅后窝的硬脑膜。

4.交通支

交通支细小,连于脊神经与交感干神经节之间。脊神经的节段性分布是指1对脊神经分布于相应体节所衍发的结构,在胚胎发展中发生肢体的节段,由于肌节发生迁移和重新组合,致使成人肢体的脊神经节段性分布不明显,但根据发生过程仍有规律可循。

(三)脊神经的分布

1.颈丛

颈丛由 $C_1 \sim C_4$ 前支组成,发出皮支和肌支。皮支分布于颈前部皮肤,肌支分布于颈部部分肌肉(颈部深肌)、舌骨下肌群和肩胛提肌。其中,最主要的是膈神经,为混合性神经,由 $C_3 \sim C_5$ 前支发出,下行穿经胸腔至膈肌,主要支配膈肌的运动,以及心包、部分胸膜和腹膜的感觉。

2.臂丛

臂丛由 $C_5 \sim C_8$ 前支和 T_1 前支的大部分组成。先位于颈根部,后伴锁骨下动脉,经斜角肌间隙和锁骨后方进入腋窝。其间几经相互编织,可分为根、干、股、束4段,并发出许多分支,在腋窝臂丛形成3个束,即外侧束、内侧束和后束,包绕腋动脉。臂丛的分支很多,其主要分支列举如下。

(1)肌皮神经:自外侧束发出,支配着臂前群肌和前臂外侧的皮肤。

(2)正中神经:由内侧束和外侧束各发出的1根神经合成,支配大部分前臂前群肌、手鱼际肌,以及手掌桡侧三个手半指的皮肤。

(3)尺神经:由内侧束发出,支配前臂前群肌靠尺侧的小部分肌肉、小鱼际肌和手肌中间群的大部分,以及手掌尺侧一个半手指和手背尺侧两个半手指的皮肤。

(4)桡神经:发自后束,支配臂及前臂后群肌、臂及前臂背侧皮肤和手背桡侧两个半手指的皮肤。

(5)腋神经:由后束发出,支配三角肌、小圆肌以及三角肌和臂外侧面的皮肤。

3.胸神经前支

胸神经前支共 12 对。其中,$T_1 \sim T_{11}$ 前支位于相应的肋间隙中,称为肋间神经;T_{12} 前支位于第十二肋下缘,称为肋下神经。下 6 对胸神经前支除支配相应的肋间肌和皮肤外,还支配腹前臂和腹外侧壁的肌肉与皮肤。

4.腰丛

腰丛由 T_{12} 前支的一部分、$L_1 \sim L_3$ 前支和 L_4 前支的一部分组成,位于腰椎两侧,腰大肌的深面,其主要分支如下。

(1)股神经:经腹股沟韧带深面下行至股部,支配股前群肌和肌前部、小腿内侧部以及足内侧缘的皮肤。

(2)闭孔神经:经小骨盆穿过闭膜管至股内侧部,支配股内收肌群和股内侧面的皮肤。

5.骶丛

骶丛由 L_4 的一部分与 L_5 前支合成的腰骶干神经,以及骶神经、尾神经的前支编织而成,位于骶骨和梨状肌前面,分支分布于会阴部、臀部、股后部、小腿部和足部的肌肉与皮肤。

四、血管

脊髓的血供较丰富,动脉来源主要有发自椎动脉的脊髓前动脉、脊髓后动脉,以及来自节段动脉的椎间动脉脊膜支等。

(一)脊髓前动脉

脊髓前动脉发自椎动脉末端,沿脊髓前正中裂迂曲下降,供应脊髓全长,途中接受 6～8 支前根动脉。在下降过程中有 2 个分支,一支绕脊髓向后与脊髓后动脉的分支吻合,形成动脉冠,另一支又称沟动脉,进入前正中裂后,左右交替进入脊髓,穿过白质前连合,分布于脊髓灰质的前柱、侧柱和后柱基底部,以及白质的前索和侧索深部。在颈段,脊髓前动脉每 1 cm 发出 5～6 条沟动脉,每支沟动

脉供血范围为 $0.4\sim1.2 \text{ cm}^2$，约占脊髓横断面的 2/3。

(二)脊髓后动脉

脊髓后动脉发自椎动脉内侧或小脑后动脉，左右各一，沿脊髓后外侧沟下降，沿途接受 $5\sim8$ 条后根动脉，在后根的侧方进入脊髓，分布于后索和后柱，供应脊髓后 1/3 部分。

(三)椎间动脉

椎间动脉根据部位不同，可发自椎动脉、颈深动脉、肋间动脉、腰动脉或骶中动脉。在颈部，主要为椎动脉和颈深动脉的分支，沿脊神经进入椎管，分为前根动脉和后根动脉。

(四)前根动脉

前根动脉沿脊神经前根达脊髓正中裂，分为升支和降支，与相邻前根动脉的降支和升支吻合，并同脊髓前动脉相延续。该种连结形式使动脉血血供方向呈节段性，2 个来源不同的移行带血流方向相反，血供最差。其中一支较大的为腰骶膨大动脉，起自 $T_7\sim L_3$ 范围之内，以 T_9 最常见，左侧为多；另一支次大的为颈膨大动脉，起自 $C_4\sim T_4$ 范围之内，以 C_8 者最多。这 2 支前根动脉是脊髓的重要供血动脉，一旦损伤或闭塞，可造成截瘫。

(五)后根动脉

后根动脉达脊髓后外侧沟时，在后根丝的侧方与前根动脉一样，分为升支和降支，同相邻的降支和升支吻合，延续为脊髓后动脉。

(六)脊髓内动脉

脊髓前动脉和节段性脊支发出的脊髓前支吻合形成脊髓前正中动脉，沿脊髓前正中裂走行，粗细不一，有时偏离中线，成环或双重。由脊髓前正中动脉发出一系列的中央支，进入前正中裂，交替进入左侧或右侧脊髓，分布于灰质前柱、侧柱、中央灰质、后柱底部，以及前外侧索的深部。脊髓后动脉与节段性动脉脊支发出的脊髓后支吻合而成的脊髓后外侧动脉，在后外侧沟处多围绕脊神经后根根系成丛状，分支供应脊髓后柱和后索。

(七)脊髓的静脉

脊髓的静脉分布同动脉基本相似。脊髓表面有 6 条纵行静脉，即前正中裂的脊髓前正中静脉，后正中沟后方的脊髓后正中静脉，以及沿前外侧沟和后外侧沟走行的 2 条脊髓前外侧静脉和 2 条脊髓后外侧静脉。

脊髓前面有 6～11 条前根静脉,后面有 5～10 条后根静脉,分别同上述静脉相吻合形成软骨膜静脉丛。后根静脉回收后索、后柱和一部分侧索的静脉,前根静脉通过沟静脉回流前索和前柱内部的静脉血。前柱外侧部、侧柱和大部分侧索的静脉血,则先回流到静脉冠。静脉血液经根静脉通过椎间静脉汇入椎静脉和颈深静脉。另外,脊髓软脊膜静脉丛和椎间静脉丛有许多吻合支,故其静脉血亦可经椎内静脉丛进入椎内静脉。同时,椎内后静脉丛和椎外后静脉丛间也有吻合支,脊髓静脉血也可通过这一通路回流。

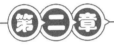

脊柱外科微创技术

微创技术是指在不影响疗效的前提下，以最小的侵袭和最小的生理干扰达到最佳手术疗效的一种治疗技术。相对常规外科手术而言，它最主要的特征是对人体的创伤微小化。意外创伤对人体有极大的危害性，而又难以避免，外科手术作为有计划的创伤，术者应力求将手术的创伤降至最低，即达到微创的目的。

脊柱外科微创技术是指经非传统手术途径，借助特殊手术器械、仪器或其他手段进行脊柱疾病诊治操作的微创技术，几乎涉及脊柱外科的所有疾病。脊柱外科微创技术是相对于开放脊柱外科手术而言的，主要目的就是通过各种微创的手段来治疗脊柱疾病，以达到与开放脊柱手术相同或更好疗效的同时，最大限度地减少患者的手术创伤，促进患者早日康复，减少手术后遗症。目前常用的脊柱微创技术包括脊柱内镜技术、微创内固定融合技术、经皮穿刺椎体成形术等，以下将对几项常用技术展开介绍。

第一节　脊柱内镜技术

脊柱内镜技术为医师将器械经皮肤上的 1 个小切口建立通道深入病变部位，以水作为媒介，通过内镜系统将内部病变放大并在电视屏幕上显示，外科医师通过电视屏幕观察病变部位，应用器械经工作通道摘除突出的椎间盘或扩大狭窄的椎管，以达到缓解患者腰腿疼痛等症状的目的。该技术治疗效果确切、手术创伤小、恢复速度快，被大多数患者接受，在骨科界迅速发展起来。

一、脊柱内镜技术的工作原理

（1）医师在 X 线机引导下，利用穿刺扩张及骨骼处理器械，由皮肤到达脊柱病变部位，建立一个通道。

（2）内镜从通道中到达病灶区。

（3）由光源系统提供照明，由摄像及成像系统将病灶区图像在显示器上显示，监视进入身体的手术工具及动作，医师利用镜下手术工具在直视下切除病灶，修复组织。①通道尽量在身体自然腔隙中通过以便减少出血及损伤组织；②通道要避开重要组织，如神经、大血管、内脏等；③镜下工具精致细小，抗张力差，操作宜柔和；④通道尽量对准靶点病灶区；⑤镜下影像放大实物约 60 倍；⑥广角镜头提供宽广的视野常会出现"看到碰不到"的现象；⑦冲水系统通过水压可以减少创面出血，提供干净清晰的手术视野；⑧等离子刀头可以用于镜下出血或疏松软组织的消融。

二、脊柱内镜技术的优缺点

（一）优点

（1）微侵袭，切口一般＜1 cm，出血少且感染概率低，因此术后瘢痕小。

（2）全身麻醉、局部麻醉或脊椎麻醉下均可操作。在局部麻醉下操作医师能与患者进行有效沟通，利于手术操作，可避免术中严重医源性神经损伤。

（3）不破坏韧带、骨性结构，极少的肌肉组织损伤，不会造成医源性腰椎失稳，并且术后不需要使用镇痛泵，术后第一天可在腰围保护下离床活动，患者住院时间短。

（4）随着工具的进步，内镜技术的适用范围逐渐扩大，部分伴有椎管狭窄的患者也适用，同时并发症逐步减少，再次手术返修率大大降低。

（二）缺点

（1）虽然术后并发症的发生概率较低，但仍存在一定的可能，如脑脊液漏、神经损伤、伤口感染、出血等。

（2）与传统手术的骨刀、咬骨钳等相比，脊柱内镜手技术的设备昂贵，需要专有的光源系统、内镜系统、动力系统以及特制的镜下操作工具。

（3）对手术医师的操作要求高，不仅需要开放手术的经验，还需要内镜的专科培训。

三、脊柱内镜技术的应用

(一)前路经椎间隙入路颈椎内镜技术

颈前路椎间盘切除植骨融合术(anterior cervical discectomy and fusion, ACDF)是治疗颈椎间盘突出的标准术式。该术式可以很好地缓解神经根压迫,缓解疼痛和麻木的症状,同时又有较高的融合率,能够提供良好的稳定性。但是 ACDF 可能会存在融合失败、植骨塌陷、融合器下沉、皮下血肿、邻近节段退变等风险。与传统颈椎前路减压术相比,前路经椎间隙入路经皮内镜下颈椎间盘切除术(percutaneous endoscopic cervical discectomy, PECD)可在局部麻醉下进行,术中医患可以更好地互动,并且可主动保护神经,组织损伤小,可以对神经根进行直接减压,还能保留椎间盘及相邻椎体间的活动度,患者术后恢复快。

前路 PECD 患者取仰卧位,颈部轻度过伸,通过触诊扪及颈动脉搏动后将颈动脉移向外侧,食管、气管移向内侧,经过定位病变的椎间隙后将穿刺针置入病变的椎间隙,之后逐级扩张,保证动作轻柔,防止软组织损伤和患者疼痛。最后小心摘除病变的椎间盘,同时注意保留前方的椎间盘,防止后凸。持续用 $30\sim40$ mL/min 的生理盐水冲洗,直到可以看到硬膜囊波动或者出行根后手术结束。

有学者根据临床实践和文献分析,总结了颈前路经椎间隙入路手术的适应证和禁忌证。

适应证:①CT 检查或 MRI 检查显示为无硬化(钙化)椎间盘突出症;②颈部疼痛伴/不伴与放射学检查相一致的神经根性症状;③全身麻醉风险较高的软性椎间盘引起的脊髓型颈椎病;④保守治疗至少 6 周以上无效。

禁忌证:①硬化(钙化)椎间盘突出症;②明确的颈椎节段不稳;③重度脊髓型颈椎病;④伴有椎间隙狭窄的颈椎病;⑤疑似椎间盘突出症的神经或血管病变。

虽然前路经椎间隙入路 PECD 具有组织损伤小,保留了肌肉、韧带、椎间盘等组织的活动度,可在局部麻醉下进行,以及术后恢复快等优势,但是术后仍有发生神经损伤、食管损伤、血管损伤、椎间隙塌陷、颈椎间盘突出复发等并发症的风险。

(二)后路经椎板间入路颈椎内镜技术

ACDF 是治疗颈椎间盘突出症和神经根型颈椎病的一种有效方法,而后路 PECD 具有出血更少、创伤更小、术后恢复更快的优点,且不需要融合手术节段。相比前路 PECD 技术,后路经椎板间入路还可以避免经椎间隙入路引起的椎间隙塌陷、椎间盘退行性变等问题,也可以防止经椎体入路造成的椎体损伤。后路经椎板间入路 PECD 手术可以采取全身麻醉,少数患者采用局部麻醉,取俯卧位,颈部向下微屈,在透视下确定手术节段后,保证责任节段椎间盘位于切口中央。显露"V 点"后,使用磨钻等进行开窗,为保证脊柱的稳定性,小关节切除不超过 1/2。破开黄韧带后探查突出的椎间盘,完全取出椎间盘,确定神经根松弛,所有突出的椎间盘碎片被清除后手术结束。

后路经椎板间入路颈椎间盘切除术的适应证和禁忌证具体如下。

适应证:①CT 检查或 MRI 检查提示突出的椎间盘主要位于椎间孔区域或脊髓外缘外侧的椎间盘突出症;②单侧的神经根型颈椎病伴手臂疼痛;③向头侧或尾侧移位的偏向外侧的椎间盘突出症;④椎间孔狭窄;⑤保守治疗至少 6 周无效。

禁忌证:①明确的节段不稳;②脊髓型颈椎病或中央椎管狭窄;③中央型或旁中央型的椎间盘突出症;④疑似椎间盘突出症的神经或血管病变。

后路 PECD 作为治疗神经根型颈椎病的微创技术,具有术后功能保留较多、创伤小、恢复时间短等优势,而且后路 PECD 对椎间隙破坏小,同时避开了前路的重要解剖结构。有学者提出后路 PECD 过程中将椎弓根部分切除可以降低学习曲线,节省手术时间,减少神经受到的刺激,从而降低并发症的发生率,但是这种手术方式可能会增加椎弓根骨折的风险,以及术后对颈椎的稳定性产生一定的影响。还有学者提出后路大通道内镜手术可以更好地暴露"V 点",操作更方便快捷,但是这种术式水压的维持不足导致水压过低,而且视野较大,骨面的出血难以控制,术中视野因出血可能不如常规内镜清晰,使用起来仍有一定的局限性。

(三)前路经椎体入路颈椎内镜技术

由于在经椎间隙入路的手术过程中,不可避免地会损伤到原有的椎间盘,而这会导致原有的椎间隙高度下降。所以随着内镜技术的普及应用,有学者提出将经椎体入路运用 PECD,并开展了相关研究。

前路经椎体入路 PECD 在全身麻醉下进行,与经椎间隙入路一样,患者取仰卧位,颈部轻度过伸,通过触诊扪及颈动脉搏动后,将颈动脉移向外侧,食管、气管移向内侧,之后将穿刺针置入椎体内使正位位于突出部位,侧位位于椎体后缘。接下来使用环锯至椎体后上缘建立椎体内通道后,再用磨钻清理剩余椎体建立通道。最后小心摘除病变的椎间盘,同时持续用 30～40 mL/min 的生理盐水冲洗,直至可以看到硬膜囊波动后手术结束,术后可放置 1 根引流管防止血肿。

前路经椎体入路的颈椎间盘切除术具有创伤小、术后恢复时间快的优点，同时由于对原来的椎间盘损伤小，经椎间隙入路术后椎间隙塌陷的问题得到明显的改善。

(四)腰椎间盘摘除术

目前有大量随机对照研究显示，采用全内镜脊柱手术进行腰椎间盘摘除切实可行。一项前瞻性对照研究中，200 位腰椎间盘突出症患者被随机分为 2 组，一组接受传统开窗髓核摘除术，另一组则接受全内镜下椎间盘切除术(经椎间孔或椎板间技术)，随访 2 年后，开窗组术后背部 VAS 评分更高，而内镜组术后疼痛药物需求量低，且并发症发生率更低，二者的复发及再手术率则无明显差异。同样，另一项前瞻性随机对照研究中，140 例行经椎间孔内镜下椎间盘摘除术或行传统开窗式椎间盘摘除术患者，其中 123 例患者获得了 2 年的随访，虽然 2 组患者术后腿部 VAS 评分均有明显改善，但内镜组术后 2 年的 VAS 评分降低更明显，而二者并发症发生率和再手术率则无明显差异。

一项荟萃分析显示，5 项随机对照或前瞻性研究中，540 例腰椎间盘突出症患者接受内镜下髓核摘除术，平均随访 1～2 年，平均再手术率为 6.5%，总体并发症发生率(包括所有围术期并发症和再次手术者)为 10.5%，其中脑脊液漏和中枢性感染的发生率均为 0.3%。有随机对照试验发现经椎间孔技术摘除椎间盘对极外侧型椎间盘突出症患者有更好的预后，而经椎板间技术摘除椎间盘则对中央型或旁中央型椎间盘突出症患者更有效。

目前内镜下腰椎间盘突出髓核摘除手术技术已经取得了切实可靠的临床疗效，且具有住院时间更短、恢复速度更快、疼痛下降更明显等诸多优势。

(五)腰椎减压融合术

传统开放性全椎板减压术治疗腰椎管狭窄症已被证实是一种安全有效的手术方式，然而仅行腰椎椎板切除和神经减压可能引起术后节段性脊柱失稳而导致症状复发，因此腰椎板减压手术往往需要融合。对于伴有脊柱畸形或椎体滑脱的患者这一点尤为重要，如单侧椎板间入路双侧椎管减压手术。

目前单侧椎板间入路双侧椎管减压手术已基本取得与开放手术相近的治疗效果，一项前瞻性随机对照试验中，79 例腰椎管狭窄症患者分别接受单侧椎板间入路双侧椎管减压技术与开放椎板切除术，并平均随访 3 年后，单侧椎板间入路双侧椎管减压手术组具有更短的住院时间、更少的术中失血量和更少的镇痛药物需求。2017 年的一项前瞻性研究显示,207 例腰椎管狭窄症患者(平均 Cobb 角 14°,伴有或不伴有脊柱侧凸),平均随访 2 年后,单侧椎板间入路双侧椎管减压手术组患者的再手术率只有 8%,而开放手术组的再手术率则高达 25%～37%。

有学者研究并报道了 242 例腰椎管狭窄症及退行性椎体滑脱患者采用内镜辅助下单侧椎板间入路双侧椎管减压技术治疗,平均随访 4～6 年后,约 70% 的患者恢复了优秀/良好的 JOA 评分,而再手术率仅为 7.8%,总并发症发生率为 4.5%,其中硬膜撕裂发生率为 1.2%,硬膜外血肿形成率为 1.7%,中枢性感染的发生率则仅为 0.4%。

第二节　微创内固定融合技术

微创内固定融合技术主要通过引入特殊的扩张器和管状牵开器,以减少软组织损伤,使手术区域的最佳可视化成为可能,可以配合手术显微镜或高倍放大镜,放大手术视野进行手术操作,从而减小皮肤切口和内部组织损伤,使脊柱外科手术以最小的医源性损伤实施最有效的治疗。微创融合内固定技术在住院时间、失血量、康复时间和回归正常生活的时间上,相比开放手术具有更好的结果,同时可正常保留脊柱后柱结构,减少对肌肉的损伤,从而减少术后疼痛。

一、极外侧腰椎椎间融合术

极外侧腰椎椎间融合术又称直接的外侧腰椎椎间融合术,是经外侧穿过腹膜后隙和腰大肌到腰椎的一种新的微创腰椎椎间融合技术。该技术与传统的前路腰椎手术相比,其优点在于不经腹膜腔,不需要分离大血管和神经丛,因而大大减少了并发症的发生。

前路微创脊柱手术具有创伤小、患者术后疼痛减轻、住院时间缩短、能更快恢复日常活动等优点,使得腹腔镜下和小切口前路腰椎融合术得以普遍开展。为了降低假关节的发生率和重建患者脊柱正常矢状序列,前路腰椎融合术运用逐渐增多。然而,初期的内镜下前路腰椎手术需要经腹膜腔分离大血管和交感神经丛,容易导致腹膜粘连、大血管损伤等并发症。为了减少上述手术并发症的发生,有学者提出了微创内镜下经腹膜后前方入路至腰椎手术并从外侧植入

BAK 融合器。该技术不需要二氧化碳灌注及 Trendelenburg 体位,不进入腹膜腔,不需要分离大血管和神经丛,但此入路位于腰大肌的前方,术中需要将腰大肌向后牵引,这可能造成腰大肌术后肿胀和肌力减弱。

(一)适应证与禁忌证

1.适应证

极外侧腰椎椎间融合术适用于表现为轴向下腰痛不伴严重椎管狭窄且保守治疗 6 个月以上无效者,包括椎间盘退变疾病、节段性脊柱不稳、退变性脊柱侧凸及假关节形成等。极外侧腰椎椎间融合术可以用于第一至第五腰椎的前路椎间融合术,而第五腰椎至第一骶椎则不能达到。

2.禁忌证

严重椎管狭窄、旋转性脊柱侧凸、中度至重度脊柱滑脱均是极外侧腰椎椎间融合术的禁忌证。

(二)外科手术操作

1.患者一般准备

患者静脉通道建立、全身麻醉插管成功后,取右侧卧位于可透 X 线手术台上,身体侧面与手术台垂直并固定于此体位,右侧肋腹面用圆枕垫高以增加左侧肋弓和髂骨之间的距离。消毒皮肤后,用一金属标记通过侧位透视确定病变椎间隙水平,标志物正对病变椎间隙中心。通过标记,做 1 cm 的皮肤切口,插入无创扩张器和撑开器,作为工作通道。

2.进入腹膜后隙

第二个标记置于第一个标记之后,介于竖脊肌和腹斜肌之间。在第二个标记的位置,做 2 cm 长纵切口以利术者示指向前插入穿过肌层来确定腹膜后隙。钝性分离肌纤维直至腹膜后隙。操作应特别小心,避免腹膜穿孔。到达腹膜后隙后,示指向前推开腹膜,接着向下触摸到腰大肌。一旦腰大肌确认,示指应向上摸向侧面垂直切口方向,插入导针并保护其安全地从侧面垂直切口穿过腹膜后隙直至腰大肌。导针置于腰大肌表面正对的病变椎间隙,并用前后位和侧位透视加以证实。

3.穿过腰大肌

在神经肌电监测系统的监测下,用导针轻柔地钝性分开腰大肌纤维,靠近腰神经根近侧进入。小心操作,尽量减少腰大肌的损伤。腰大肌应在中前 1/3 处分开,以保证腰交感神经丛位于手术通道的后外方,大血管位于手术通道的前方。神经监测系统不断收集诱发肌电反应的刺激值并以视听的方式加以报告。当导针穿过腰大肌时,诱发肌电反应的刺激值因离神经的距离不同而异,离神经越近,所需刺激越小。如果刺激域值＞10 mA,预示有足够的手术空间而且神经也相对安全。

4.显露椎间盘

继续小心分开腰大肌,注意避开生殖股神经,直至椎间盘表面。再次透视证实位置正确无误后,插入逐级增大的扩张器直至能够插入 MaXcess 撑开器。前后位透视证实撑开器的叶片位于脊柱边界侧方,用一关节臂连接撑开器,并和手术床固定。撑开器沿头尾向撑开,前后暴露可以通过转动撑开器手柄来完成。由于关节臂连接于独立的撑开器后方叶片,转动撑开器手柄暴露时应先调整好前方的位置,以减小撑开器后方叶片对后部分腰大肌和其内神经的压力。显露空间的大小可根据术中需要而调整。MaXcess 撑开器带有分叉光缆,可对切口内直视。分叉光缆一端连于光源,剩下两端置于撑开器的 2 个叶片上,这样就完成了手术通道的建立和操作部位的显露。

5.椎间盘切除和放置植入物

直视下用刮匙、枪钳、各种刮刀等器械完全切除椎间盘。注意保留纤维环后环的完整性,纤维环开窗的中心应位于椎间隙前半部分并且足够宽,以容纳植入融合器及植骨材料。用刮刀及刮勺等器械小心切除对侧椎间盘和纤维环,使得植骨床足够长,一边安放一个比较长的融合器,使其两端能正好位于双侧骨骺环的边缘,从而以获得最大的终板支撑。如果融合器的位置能够放置在椎间隙的前方并达到双侧骨骺环的位置,则能够为脊柱前柱高度恢复、矫正矢状面和冠状面不平衡提供了强有力的支撑。

6.关闭切口

切口充分冲洗后,慢慢移出微创撑开拉钩,注意使腰大肌很好地合拢在一起,仔细闭合无效腔,放置引流,逐层缝合筋膜层、皮下组织和皮肤,此时前路手术完成。

(三)并发症及防治

前路经腹内镜下腰椎融合可能出现肠管损伤,二氧化碳灌注导致生理紊乱如心排血量降低、动脉压升高、大血管损伤及动脉血栓栓塞等并发症。而极外侧腰椎椎间融合术与经典前路经腹内镜下腰椎融合相比,一般不会出现以上并发症,但在手指分离腹膜后间隙及引导导针进入时要防止进入腹腔,导致腹膜和腹腔脏器的损伤。导针进入时的位置在腰大肌前中 1/3 交界处,以防止损伤大血管、神经根和输尿管等结构,经腰大肌分离时要小心轻柔,尽量减少腰大肌的损伤,另外还必须结合肌电监测情况,小心操作,防止造成神经损伤。部分患者术后并发腹股沟和大腿前方感觉异常或疼痛,这与术中腰大肌的分离和术后水肿形成导致生殖股神经的损伤有关。

二、轴向腰椎椎间融合术

轴向腰椎椎间融合术突破了传统后方和前方入路,创造性地提出骶骨前入路。这个入路利用骶骨前间隙,通过特制器械,经皮到达第一骶椎椎体前下方,再穿过第一骶椎椎体到达第五腰椎至第一骶椎椎间盘,最终到达第五腰椎椎体,然后形成一个工作通道,在这个工作通道中,完成椎间盘部分切除、植骨、撑开、椎间融合。

(一)适应证和禁忌证

轴向腰椎椎间融合术是椎体间融合术的一种,适应证和传统的椎体间融合相似。目前已经用于退变性腰椎间盘突出症、退变性腰椎侧凸、峡部裂性腰椎滑脱。这种术式既可以和后方的经皮减压、内固定手术结合使用,也可以单独应用。一般认为,存在肛周感染、盆腔肿瘤不宜采用这种术式。

(二)外科手术操作

如果需要配合其他手术操作,一般先进行椎体间轴向融合术。部分患者在后方入路行椎体间融合遇到困难,也可术中改用经皮轴向融合。患者全身麻醉后,俯卧于可透 X 线的手术床。可将 20 号 French 导管置入直肠,往气囊内注入 10 mL 空气,以利于侧位透视时直肠的显影。肛门口可用敷料填塞,并将其于尾骨旁区域分隔开来。术中可采用肌电图或体感诱发电位监测神经功能。把 C 型臂机放在患者骶尾部,以提供术中全程、即时的正侧位影像。在骶尾部常规消毒、铺单。

在左侧或右侧尾骨旁切迹的尾端 20 mm 处做 15 mm 长的切口标记线。用 25%丁哌卡因和 1∶20 000 的肾上腺素溶液做局部麻醉,切开皮肤及深面的筋膜,用手指做钝性分离,确保筋膜层已适当显露。导针导向器和管芯组装后插入切口内,沿着骶骨腹面的中线缓慢、轻柔地向前移动,根据手感确保导向器顶端持续与骨面保持接触。有规律地小幅度摆动导向器,以清除骶前的脂肪组织,并将骶前脏器从骶骨前面分离,推向腹侧。

在此过程中,反复进行正侧位的透视,确保导向器顶端位于中线,避免无意中误入骶前孔。最终导针导向器的尖端应到达第一至第二骶椎连接部的腹侧皮质。利用正侧位透视设计轴向融合器的轨迹线,该轨道贯穿骶骨、第五腰椎至第一骶椎椎间盘中前部,到达第五腰椎椎体前部。正位上导向器延长线应靠近中线,不能偏离中线过多。在这个步骤,最简单的方法是用克氏针在透视显示器上直接测量。获得理想的轨迹线后,将钝头的导向器内芯取出,换上锐头的导针。其尖端仍应位于第一至第二骶椎连接部。再次透视确认轨迹线,用滑动撞锤把导针打入骶骨,并按设计好的轨道进入第五腰椎至第一骶椎椎间盘,准备放置扩张器。扩张器的作用是推开骶前的软组织,在骶骨内形成骨性工作通道。导针导引下,插入 6 mm 的斜角扩张器,斜面朝向腹侧,利于推开腹侧的脏器。当扩张器的顶端到达骶骨时,旋转 180°使其斜面适应骶骨的倾斜角度。击打扩张器尾部使其顶端沉入骶骨骨面数毫米,与骶骨紧密嵌合。取出该扩张器,用同样方法依次植入 8 mm、10 mm 扩张器。在 10 mm 扩张器的外面有一个套管,将套管连同扩张器一同打入骶骨中。在此过程中,仍需反复透视,确保工作通道的正确位置,取出导针和扩张器。这样,一个安全的工作通道就建好了。

经工作通道放入 9 mm 的螺纹铰刀。该铰刀可在骶骨内形成一骨性隧道直达第五腰椎至第一骶椎椎间盘。在透视监测下一边旋转一边推进铰刀,使其穿过第一骶椎终板和第五腰椎至第一骶椎椎间盘。尖端恰好位于第五腰椎下终板下方,不要穿透第五腰椎下终板。撤出铰刀,保留螺纹上的骨屑以备植骨之用。下一步是通过一系列专用器械完成椎间盘部分切除。其中关键部件是一个镍钛记忆合金制成的切割环,在透视引导下,把切割环放入第五腰椎至第一骶椎椎间隙进行切割。可以更换不同的切割环,配合不同的手法,切除终板软骨,直至软骨下骨轻微渗血,以利融合。然后,放入特制的刷形收集器,收集椎间盘碎片。这样,椎间盘中间部分的髓核就大部切除了,外层纤维环保持完整。椎间盘部分切除后,放置漏斗形套管在第五腰椎至第一骶椎椎间隙用于植骨。植骨材料可选铰刀铰下的骨屑、取自髂骨的骨髓、脱钙骨、三磷酸钙等。通过旋转漏斗的斜面,可以植入 10～15 mL 的植骨材料。

通过工作通道放置 7.5 mm 直径的钻头,透视导引下穿过第五腰椎至第一骶椎椎间隙进入第五腰椎椎体。沿着设计好的轨道钻入,直到第五腰椎上终板下缘,距离第五腰椎上终板应不超过 1 cm,撤出钻头。经工作通道再次植入导针,撤出套管。换上另一个导向器,该导向器专用于放置轴向融合器。轴向融合器呈杆状,由钛制成。外观由 3 个部分组成,较粗一端位于骶骨内,较细一端位于第五腰椎椎体,中间部分位于第五腰椎至第一骶椎椎间盘。融合器的第五腰椎椎体部分直径 11 mm,螺纹间距较窄;骶骨部分直径 14 mm,螺纹间距较宽。

由于螺纹间距的差异,当轴向融合器拧入时,在第五腰椎至第一骶椎椎间隙形成撑开机制。测量导针上椎间隙的高度,加上希望撑开的高度,根据所得数值选择适当型号的轴向融合器。

将轴向融合器顺着导针缓慢拧入,当细头进入第五腰椎椎体时,撑开机制发生作用,透视应该可见第五腰椎至第一骶椎椎间隙高度变高。继续拧入,直到融合器到达预定位置。取出导针,轴向融合器的粗头是中空的,可以容纳一个特制的植骨器,通过植骨器,把植骨材料植入第五腰椎至第一骶椎椎间隙。取出植骨器,融合器尾端用螺纹栓闭锁防止植骨材料退出。退出导向器,切口以常规方法闭合。椎体间轴向融合后,可继续通过经皮的方法后路行钉棒系统内固定。

(三)并发症

根据术式特点,可能的并发症有直肠损伤、神经损伤、骶前血肿、融合失败、假关节形成、融合器移位、感染等。

三、微创经皮椎弓根螺钉内固定术

(一)适应证和禁忌证

1.适应证

(1)创伤:不稳定的胸腰椎,椎管无受累或块向椎管内轻度移位,椎管横截面减少1/4以内者,无脊髓或脊神经、马尾神经损伤者,无椎体间脱位。

(2)脊柱退行性疾病:腰椎间盘突出症、腰椎滑脱、腰椎不稳症、腰椎椎管狭窄等。

2.禁忌证

相对于传统手术方法而言,经皮穿刺椎弓根螺钉技术没有绝对手术适应证,但是该技术对术者的操作要求较高,需要将传统的直视手术转换成根据解剖位置的体表投影及透视下的解剖关系来进行操作。这种技术的相对手术禁忌证包括严重心肺疾病的老年患者、严重的骨质疏松症患者、明显的胸腰或腰椎椎脊柱侧凸患者、椎弓根发育不良患者、术前定位不明确的患者、峡部裂患者、椎体滑脱Ⅱ度及以上者,以及二次手术局部粘连严重者等。

(二)外科手术操作

1.经皮颈椎椎弓根螺钉内固定术

(1)根据术前的X线检查准确标定固定的部位所在和CT断层扫描片显示颈椎椎弓根轴心线延长线在颈后皮肤交点至颈中线的距离,测量结果,根据此数据做皮肤穿刺,在 C 型臂 X 线机透视下将克氏定位针送达所须固定的进针点。

(2)以克氏定位针为基准,导入内径为 1.2 mm、外径为 5.8 mm 的扩大管,使扩大管尖部处于正确的进针点位置上。C 型臂 X 线机透视下,正位投照,克氏定位针向内 40°~47°,侧位投照,向上夹角平行于上终板用低速电钻将克氏定位针穿过椎弓根轴心达椎体前缘皮质。

(3)沿着扩大管,导入保护套管并退出扩大管。在保护套管内沿克氏定位针导入外径为 3.2 mm 中空钻头制造螺钉孔道。

(4)退出中空钻头,测量螺钉孔道深度,选择合适直径和长度的拉力螺钉,沿克氏定位针拧入螺钉,螺钉头部螺纹必须过骨折线,再拧紧使骨折断端紧密接触。

(5)同样方法处理对侧。

(6)术毕创口缝合一针,根据内固定稳定状态,选择不同的外固定架佩戴,保护颈部,确保处于制动位。

2.经皮胸腰椎椎弓根螺钉内固定术

(1)术中定位:将 C 型臂 X 线机正位投照,在伤椎上、下椎体的椎弓部位,即透视像的"眼睛部位"各置 1 枚克氏针,垂直棘突连线,使克氏针投影线通过"眼睛"的中心线,再各置 2 枚克氏针平行于棘突连线,使克氏针投影通过"眼睛"的外侧缘,两投影线交点,即为进椎弓根点。亦可做椎弓根轴心位投照法,C 型臂 X 线机投照方向与椎弓根轴心线一致,将克氏针的轴心线与椎弓根轴心线吻合,成为透视像的"眼睛"中心点。

(2)穿刺椎弓定位:在棘突旁开 2.0 cm 左右做 1.5 cm 纵向切口,用 1.2 mm 穿刺针到达椎弓根点,即"眼睛"中心外侧缘。向内 10°~15°,缓慢均匀钻入,侧位 C 型臂 X 线机投照像上穿刺针通过椎弓根中心轴与终板平行。正位投照像上针尖距离棘突连线 1.0~1.5 cm,距离终板线约 1.0 cm 为佳。也可将 C 型臂 X 线机作正位垂直椎弓根轴心位投影,穿刺针应位于"眼睛"的中心位置,针尖不能超越"眼睛"边界。用同样的方法将 4 枚穿刺针置入病椎上、下椎的椎弓根。

(3)椎弓螺钉植入:用中空扩大管通过穿刺导引针,扩大钉道后,置入保护套管,退出扩大管。通过穿刺导引针,用空心丝攻扩大钉道后,中空椎弓根螺钉通过穿刺导引针,在保护套管内用中空起子将椎弓根螺钉拧入椎弓根,C 型臂 X 线机透视下显示位置良好。

(4)固定棒植入:取相应长短的固定棒,经预弯,转向孔朝上,通过皮下肌肉隧道,去旋转后固定钉棒,或用 CYL 钉伸缩套管直接安装撑开,手术完成。

（5）小切口减压：如脊柱爆裂骨折严重，一侧撑开复位后，对侧经皮椎弓根螺钉固定。另一侧小切口做半椎板切除，保留小关节突关节，运用特制脊柱花刀前方骨块推挤减压。

（6）伤椎强化：如椎体前方压缩较严重，经内固定器械复位固定后，再经伤椎的椎弓根，闭合穿刺将穿刺道扩大至 6 mm，通过器械将伤椎塌陷椎体终板复位，同时向伤椎前中柱部注入自固化磷酸钙骨水泥等以稳定骨结构，促进骨愈合。

（7）闭合创口：缝合皮下组织，行椎管减压及椎体强化者，术毕置管引流，闭合创口。

（三）并发症及防治

1.椎动脉损伤

颈椎椎弓根螺钉置钉过程中，最大的危险是脊髓、神经根和椎动脉损伤，而置钉中出现方向偏差是主要原因。椎弓根置钉点和方向由于颈椎弓根形态学变异很大，所以椎弓根置钉均应根据每个椎弓根实际 X 线和 CT 测量结果来决定进针点和方向，这样才能提高手术成功率。一旦发生椎动脉损伤，应严密观察椎动脉出血流量和硬膜外血肿形成的情况来决定处理方案。如果是克氏针定位损伤，由于克氏定位针直径较细，贯穿损伤椎动脉，当时有喷射性动脉出血，可以用骨蜡封堵进针孔，严密观察出血情况，无再出血，可以重新改变进针点和方向，以达到正确的进针点和方向。如属椎弓根螺钉拧入时损伤，这种情况不能急于退出螺钉，否则会导致不可收拾的局面。应观察出血量和椎管内是否形成血肿而决定处理方案。如继续出血，即在下位椎间孔结扎椎动脉。

2.脊髓神经损伤

进钉点太偏斜中线、夹角＞15°，正位投照像，钉尖接近或超越中线，螺钉可能进入椎管，如退出螺钉或导引针，有脑脊液溢出，说明已损伤硬膜或脊髓，在钉道填塞可吸收明胶与骨蜡，同时重新调整角度。术后密切观察运动感觉及括约肌功能。

3.神经根损伤

椎弓根螺钉方向偏外侧及下侧，螺钉靠近或部分通过椎间孔，必须调整椎弓根螺钉位置，并辅助药物治疗，必要时神经根探查并修复。

4.椎弓根螺钉松脱

严重骨质疏松症患者，或伤椎周围椎弓根或外侧壁有破损，椎弓根螺钉难以锚状固定，易产生松脱。遇此现象，需在椎弓根内植入条状皮质骨或注入骨水泥，行椎弓根强化后再行螺钉固定。

5.导针损伤内脏或大血管

由于操作者只在正位投照像上操作,而又不做侧位投照像观察,导针穿刺椎体前缘皮质内脏或大血管。此时即刻停止手术,必要时行开腹(开胸)探查或修复。

6.内固定物折断

术后过早负重活动,或内固定质量问题可以导致内固定物断裂。一旦出现,根据术后时间、复位及愈合情况决定是否取出内固定物。

7.骨水泥渗漏

伤椎强化时,由于椎体后壁破裂,或注射骨水泥压力过大,或骨水泥过稀,均易在操作时渗漏。有的向椎体前缘渗漏,有的向椎间孔部渗漏,有的向椎间盘渗漏,有的向椎管渗漏。若有压迫神经根和脊髓,术后产生临床症状者必须再次手术取出渗漏骨水泥。

第三节　经皮穿刺椎体成形术

经皮穿刺椎体成形术即在影像导引下,通过将穿刺针经皮穿刺到病变椎体后,向椎体内注入人工骨(主要成分为骨水泥),以达到增强椎体强度和稳定性、防止塌陷、缓解腰背疼痛甚至部分恢复椎体高度的目的。经皮穿刺椎体成形术主要应用于脊椎血管瘤、骨髓瘤、溶骨性转移瘤、骨质疏松性椎体压缩性骨折合并顽固性疼痛的患者,具有明显的止痛效果,并且能够加固椎体,增加脊柱的稳定性,防止椎体的进一步压缩,恢复患者的日常生活。

一、适应证与禁忌证

(一)适应证

1.骨质疏松致压缩性骨折患者

卧床休息及药物治疗3～4周无效者,不能耐受止痛药物者,以及年龄较大(>65岁)有疼痛症状者。

2.椎体恶性肿瘤致压缩性骨折患者

椎体塌陷程度不超过原椎体高度的2/3者;椎体的后缘不一定完整,但没有脊髓压迫和硬膜外侵及者;疼痛不是主要由神经受压迫引起者。

3.侵袭性椎体血管瘤患者

有疼痛的临床症状但无 X 线表现者,可选择性行椎体成形术,缓解疼痛;既有临床症状又有 X 线表现,但无神经痛及神经压迫症状者,可经皮穿刺椎体注射乙醇入瘤组织配合椎体成形术;无临床症状但 X 线见骨质破坏者,可暂时随访观察。

4.椎体转移瘤患者

转移瘤所致椎体塌陷引起严重的腰背疼痛,需卧床休息和服用止痛药来缓解者;放射治疗(简称放疗)前为防止椎体塌陷者;放疗或化学治疗(简称化疗)后疼痛不能缓解者;转移瘤所致脊柱稳定性下降者;有手术禁忌证或不愿手术者;需要手术治疗的患者,术前行经皮椎体成形术可增加椎体的强度,栓塞部分动脉,减少术中出血。

(二)禁忌证

1.绝对禁忌证

无症状的稳定性骨折者,凝血功能障碍者,椎体骨髓炎者,对经皮椎体成形术中所需材料过敏者,非骨质疏松的急性创伤性骨折者。

2.相对禁忌证

椎体骨折线越过椎体后缘或椎体后缘骨质破坏、不完整者;椎弓根骨折者;严重压缩性骨折者,上胸椎压缩比超过 50%,腰椎压缩比超过 75%;严重心肺疾病、体质极度虚弱,不能而受手术者;成骨性转移性肿瘤者;合并神经损伤、病变已经侵及脊髓造成截瘫无疼痛症状者;存在活动性感染的患者;一次对 3 个以上椎体行经皮椎体成形术时,大量被栓塞的髓质有引起肺栓塞的可能,也应被视为相对禁忌。

二、外科手术操作

(1)常规消毒铺单,在 C 型臂机透视下根据椎弓根的位置确定双侧皮肤进针点,局部麻醉浸润至骨膜。

(2)以进针点为中心在皮肤上做 1 个小切口,插入含套管的穿刺针并抵至骨膜,C 型臂机透视下确定导针在椎弓根内,并与椎弓根的方向一致。

(3)在 C 型臂机透视下逐渐进针,并保持导针位于椎弓根内,至针尖抵达椎体的前中 1/3 交界处停止进针。这期间,当针尖至椎弓根的 1/2 时,透视正位,如针尖位于"眼睛状"椎弓根影的中线处,则说明进针正确,可在侧位透视下继续钻入。

（4）针尖到达病变预定部位后,可注射 3～5 mL 造影剂观察针尖是否位在基底静脉或其他大的回流静脉之内或紧邻这些结构,若非位于此位置可行进一步操作。

（5）用注射器或骨水泥储存器吸入事先配好的骨水泥,在透视下注入椎体,注射过程中在侧位 C 型臂机密切监视注入物的充填及扩散情况,边注入边将套管退至椎体后缘,期间一旦发现骨水泥的渗漏则立即停止注射。骨水泥的注射量一般为 2～10 mL。有报道颈椎平均为 2.5 mL,胸椎为 5.5 mL,腰椎为 7.0 mL。

（6）骨水泥凝固后,退出套管,观察 10 分钟,生命体征平稳,结束手术

（7）术后第一小时患者应保持仰卧位,因为含 PMMA 的骨水泥 90% 在术后 1 小时达到最大强度。在此期间应每隔 15 分钟检查 1 次患者生命体征,同时检查患者感觉和运动功能。如感觉改变或疼痛持续加重应早期检查,包括对手术区域行 CT 扫描以观察有无骨水泥的渗漏,如有渗漏则应立即手术治疗。如果术后 1 小时内没有出现不适,患者可坐起并在 2 小时后下床行走,但护理监测仍应继续。如 2 小时后未出现异常,可予出院,仍应有人监护其 24 小时。

三、并发症及防治

（一）骨水泥渗漏性并发症

1.脊髓损伤

骨水泥可通过碎裂或破坏的椎体后壁,以及滋养孔经静脉窦进入椎管内,引起脊髓损伤。一旦发现骨水泥渗漏导致脊髓损伤,即应立即行后路椎板减压术。有学者报道 1 例患者行第十一胸椎、第一腰椎和第二腰椎椎体成形术后出现第十一胸椎平面以下的感觉功能和运动功能的完全丧失,CT 检查显示骨水泥渗漏入椎管,脊髓受到压迫,行第十胸椎至第二腰椎的脊髓后方椎板减压术后症状有缓解。

2.神经根病

神经根病主要由于骨水泥通过椎体后壁及静脉渗漏入椎间孔,或骨水泥穿破硬膜囊进入硬膜内,压迫神经根而产生。在胸段主要引起肋间神经痛,可经局部封闭治疗而好转。在腰段可导致根性损伤,部分需行神经根减压术。有学者研究 1 例行第二腰椎椎体成形术后出现严重的腰腿痛的患者,左侧 L_2～L_4 神经根支配区的麻木,左侧髂腰肌肌力 1 级,髋外展肌、髋内收肌、股四头肌肌力 2 级,需要留置导尿。CT 检查显示左侧椎弓根内侧有管状骨水泥渗漏。术后 12 小时行第二腰椎椎板切除术,术中去除硬膜外骨水泥后,见硬膜囊有 1 个

4 mm破口,囊内可触及骨水泥,切开硬膜囊发现左侧 3 条神经根被骨水泥所包裹,高速磨钻磨薄骨水泥后用神经拨离子将其和神经根分离,并行第一腰椎、第三腰椎的椎弓根螺钉固定加植骨融合术。减压术后 12 周患者左下肢肌力恢复,仅残留左侧 $L_2 \sim L_4$ 神经根支配区的片状感觉减退,二便功能正常。另外,亦有部分为神经根灼伤,不需特殊处理。

3.椎旁软组织损伤

骨水泥渗漏至椎旁软组织引起的局部损伤,有报道骨水泥腰大肌渗漏,引起股神经麻痹,术后 3 天好转。

4.骨水泥椎间盘渗漏

骨水泥可通过破碎的终板渗入椎间盘,但一般不会引起症状。为尽可能避免骨水泥渗漏,在行椎体成形术时,应严格按步骤进行穿刺。如选择经椎弓根入路,则由椎弓根外上缘进针,左侧 10 点位,右侧 2 点位。正位针尖达椎弓根影与棘突连线中点时,侧位针尖达椎体 1/2 处。只有正确的椎弓根穿刺,才能避免椎弓根穿破,保证工作通道四周均为骨壁,防止骨水泥注入时经椎弓根破口渗入椎管或椎间孔。推注骨水泥的整个过程应在高质量的双向透视监控下进行,一旦发现骨水泥靠近椎体后壁应立即停止骨水泥注入。如仅为侧位透视,椎内骨水泥影将可能与侧方渗漏骨水泥影相重叠,从而无法早期发现侧方渗漏。不应强求骨水泥的注入量,控制骨水泥的注入量是避免骨水泥渗漏的关键,骨水泥的注入量和患者的疼痛缓解程度并不正相关。骨水泥的固化时间因生产厂商和调配方法不同而不同,手术者术前应详尽了解,以免影响手术。

(二)骨水泥栓塞性并发症

1.肺栓塞

根据报道,1 例成骨不全患者因第十一胸椎自发性骨折行椎体成形术,治疗末患者出现严重的低氧血症、心房颤动、血流动力学不稳。超声心动图提示右心房、右心室扩张,平均肺动脉压 6.4 kPa(48 mmHg)。CT 检查发现在左、右肺动脉内均有骨水泥存在。患者经呼吸机治疗,改善支气管平滑肌收缩力药物及肝素治疗 48 小时,呼吸和循环功能均无改善,行开胸动脉切开取栓术,在左、右肺动脉内共取出骨水泥 9 g。虽然经过抗凝治疗,仍发现骨水泥栓子的表面大部分被血栓所覆盖,取栓术后第一天,患者即无静息呼吸困难,恢复窦性心律,平均肺动脉压降至 5.3 kPa(40 mmHg),患者口服抗凝药 3 个月。需要指出的是,并非所有的肺栓塞患者都会出现临床症状。

2.脑梗死

为了防止骨水泥进入静脉系统,建议在注射骨水泥前先注入对比造影剂,以了解椎体内静脉的引流情况,发现潜在的渗漏。如出现造影剂渗漏,则应调整穿刺针的方位,但造影剂滞留于椎体内将会干扰骨水泥注入时的监控。有学者发现椎体静脉压升高处于"逆行性充血"状态,能有效地降低脂肪、骨髓、空气、骨水泥进入椎体内外静脉丛的风险,要做到这一点,需要麻醉师在球囊扩张和骨水泥注入阶段控制胸腹腔内压从而增加下腔静脉的压力,但是高胸腔内压会阻碍血液回流心脏,这对于年长患者是特别危险的,因此有控制地升高椎体静脉压需要手术医师和麻醉师的密切配合。

(三)其他并发症

(1)硬膜囊撕裂:一侧穿刺管内有脑脊液流出,该侧即终止手术。

(2)一过性疼痛加剧:术后一过性的经治病椎疼痛加剧可能与骨水泥聚合效应、炎症反应和局部缺血有关,可以用非甾体药物或类固醇类药物治疗。

(3)一过性发热:PMMA 聚合反应可引起局部的炎症反应,注射后几小时可发生一过性的发热或疼痛加重,一般服用解热镇痛药 2～3 天后症状缓解;也有患者合并出现缺氧,吸氧后缓解。

(4)一过性低血压:在骨水泥注射时出现一过性低血压,可能与骨水泥的毒性有关。

(5)硬膜外血肿:由于术后需使用肝素而出现硬膜外血肿,经血肿抽吸后恢复良好。

(6)头痛:椎体成形术后出现头痛,72 小时后自行缓解,则可能是经蛛网膜作用的结果。

(7)气胸。

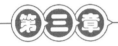

脊柱退行性疾病

脊柱退行性疾病是目前比较高发的一类疾病,是由脊柱退变引起的各种顽固性颈肩痛、腰腿痛及各种神经功能障碍等一系列症状和体征的总称。脊柱退行性疾病主要包括椎间盘突出症、椎管狭窄、椎体滑脱、脊柱不稳症,以及韧带骨化症等,本章将对脊柱退行性疾病的相关内容进行介绍。

第一节 椎间盘突出症

椎间盘突出症是临床上较为常见的脊柱疾病之一。主要是因为椎间盘各组成部分,尤其是髓核,发生不同程度的退行性病变后,在外界因素的作用下,椎间盘的纤维环破裂,髓核组织从破裂处突入椎管内,从而导致相邻的组织,如脊神经根和脊髓等受到刺激或压迫,产生颈、肩、腰腿痛,麻木等一系列临床症状。按发病部位分为颈椎间盘突出症、胸椎间盘突出症、腰椎间盘突出症。

一、颈椎间盘突出症

(一)概述

颈椎间盘突出症是椎间盘退变的一种病理过程,退变一开始就预示该节段稳定程度减弱。在外力作用下使纤维环破裂,导致突出的髓核之间引起颈髓受压,从而产生一系列临床症状。

(二)病因与病理

当颈椎间盘退变时,后侧纤维环部分损伤或断裂,在轻微外力下使颈椎过伸或过屈运动,前者致近侧椎骨向后移位,后者致近侧椎骨向前移位,使椎间盘纤维环突然承受较大的牵张力,导致其完全断裂,髓核组织从纤维环破裂处经后纵韧带突入椎管,压迫脊髓和神经根而产生相应症状和体征。

(三)临床表现

1.中央突出型

(1)症状:患者可出现不同程度的四肢无力,且下肢重于上肢,表现为步态不稳。严重时可出现四肢不完全性或完全性瘫痪,以及大小便功能障碍,表现为尿潴留和排便困难。

(2)体征:肢体肌张力增高,腱反射亢进,髌阵挛、踝阵挛,以及病理征可出现阳性;下肢肌力可有不同限度的下降;本体感觉受累,然而痛觉和温度觉很少丧失(表 3-1)。

表 3-1　中央突出型颈椎间盘突出症的主要体征

椎间隙	受压神经	麻木区	疼痛区	肌力减退	腱反射
$C_{2\sim3}$	C_3	颈后部,尤其乳突周围	颈后部及乳突周围	无明显肌力减退	无改变
$C_{3\sim4}$	C_4	颈后部	颈后部,沿肩胛提肌放射	无明显肌力减退	无改变
$C_{4\sim5}$	C_5	三角肌区	颈部侧方至肩部	三角肌	无改变
$C_{5\sim6}$	C_6	前臂桡侧和拇指	肩及肩胛内侧	肱二头肌,拇指及示指屈伸肌	肱二头肌反射改变或消失
$C_{6\sim7}$	C_7	示指,中指	肩内侧,胸大肌	肱三头肌	肱三头肌反射改变
$C_7\sim T_1$	C_8	前臂尺侧,环指,小指	上肢内侧,手掌尺侧,环指,小指	握力减退	反射正常

2.侧方突出型

(1)症状:患者后颈部疼痛,僵硬,活动受限,疼痛可放射至肩部或枕部;一侧上肢有疼痛和麻木感,但很少双侧同时发生;肌力改变不明显。在发作间歇期,患者可以毫无症状。

(2)体征:患者头颈部常处于僵直位,活动受限;病变节段相应椎旁压痛、叩痛。

(四)辅助检查

1.影像学检查

(1)X线检查:应拍摄颈椎正侧位片、双斜位片。读片时观察骨质情况,有无增生、畸形和陈旧骨折,颈椎序列是否正常,椎管是否狭窄,有无颈椎不稳定、半脱位等。颈椎退变多不严重,可有颈前屈消失或出现后凸,相应节段间盘高度可能下降。

(2)CT检查:根据临床表现及X线检查结果,可以选择颈椎数个节段进行CT扫描,CT扫描可以清楚地显示椎间盘突出的类型、骨赘形成与否,是否合并后纵韧带骨化和黄韧带骨化,小关节突的增生肥大程度,以及椎管形态的改变。

(3)MRI检查:对颈椎间盘突出症的诊断具有重要价值,其准确率明显高于CT检查。MRI检查可直接显示颈椎间盘突出的部位、类型,以及颈髓和神经根的受损程度。在MRI片上可直接观察到椎间盘向后突入椎管内,椎间盘突出成分与残余髓核的信号强度基本一致。中央型突出者,在MRI上可见椎间盘从后方中央部位呈团块状突出,压迫颈髓前方,受压颈髓弯曲变扁及向后移位,并且受压部位的颈髓信号异常;侧方型突出者,在MRI上椎间盘从后外侧呈块状或碎片状突出,压迫颈髓前外侧,受压颈髓信号改变,神经根向后外侧移位或消失。

2.特殊试验

(1)臂丛牵拉试验:一手扶持颈部做对抗,另一手将患肢外展,反向牵拉,若有患侧上肢放射痛或麻木则为阳性。

(2)压颈试验:即椎间孔挤压试验,患者头略后仰或偏向患侧,用手向下压迫头部,患侧上肢出现放射痛为阳性。

(五)诊断

颈椎间盘突出症通过典型的临床表现和影像学检查,诊断即可确立。

(六)非手术治疗

依据患者的临床症状、体征和影像学表现等决定治疗方案。对于神经根压迫症状为主者,先采取非手术治疗,包括适当卧床休息、颈部牵引、颈围保护、理疗或药物治疗等。若非手术治疗无效,疼痛加重,甚至出现肌肉瘫痪等症状时,再行手术治疗。

1.颈部牵引

牵引可促进神经肌肉组织水肿和炎症吸收,改善和恢复颈椎的生理曲度,降低椎间盘内压,有利于恢复并重建颈椎生物力学的平衡。

患者可采取坐位或卧位,用四头带牵引。重量从轻到重,一般开始为 1.5～2.0 kg,以后逐渐增至 4.0～5.0 kg,每次牵引 1～2 小时,每日 2 次,2 周为 1 个疗程。在牵引过程中如有不良或不适反应,应暂停牵引。牵引疗法主要适用于侧方型颈椎间盘突出症,中央型颈椎间盘突出症患者也可选用。在牵引过程中,切忌使头颈过度前屈,此种体位有可能引起后突的髓核对脊髓前中央动脉加重压迫而使病情恶化,如有不良或不适反应,则应暂停牵引。

2.颈围保护

用一般简易的颈围保护可限制颈部过度活动,增加颈部的支撑作用和减轻椎间隙内压力。在颈部牵引后症状缓解者或者颈椎手术后,应用颈围保护,有利于病情恢复。

3.理疗和按摩

理疗方法中蜡疗和氢离子透入疗法较好,对轻型患者可选择应用;按摩疗法对一部分患者有效,如操作不当或病理改变特殊,反而会加重症状,甚至引起瘫痪,因此按摩疗法应慎用。

4.药物治疗

患者可适当应用抗炎镇痛药和活血化瘀中药,对缓解病情有一定作用。抗炎镇痛药物,如双氯芬酸钠等;中药如复方丹参,患者可以服用,症状明显者也可选择静脉滴注。

(七)手术治疗

1.ACDF

ACDF 能够在直视下有效解除病变节段椎间盘对后方脊髓和神经的压迫,减压后采用自体骨、异体骨等进行融合。对 ACDF 术中植骨融合方式的回顾性研究显示,使用钛网能够有效避免供区并发症,并获得较高的植骨融合率,但需进一步优化钛网结构以避免椎体塌陷的风险。ACDF 的相关并发症主要有邻近节段的退行性改变、植骨不融合、颈部僵硬、吞咽困难和假关节形成等,术后邻近节段退变率达 35.2%,并认为高龄和术前节段性脊柱前凸是术后邻近节段退变的危险因素。ACDF 的手术操作具体如下。

(1)确定手术节段:颈前路暴露完成后,使用定位针置入椎间隙上方或下方的椎体后透视来定位手术节段。不建议用定位针穿刺椎间盘来定位手术节段,因为穿刺会导致椎间盘医源性损伤从而加速退变。

(2)放置牵开器:确定手术节段后,由内向外钝性分离两侧颈长肌至钩突水平,使用双极电凝止血,分离头尾至邻近椎体中部。将自动牵开器或拉钩的叶片放在颈长肌深部,并进行撑开。对于多节段手术,每完成一个椎间盘切除,取出牵开器重新安放。

(3)椎间隙减压:充分暴露椎体和椎间盘后,咬骨钳咬除椎体前方骨赘。在拟切除的椎间盘上下椎体中线处植入 Caspar 螺钉。Caspar 撑开器轻微撑开椎间隙。尖刀片切开椎间盘,刮匙刮除椎间盘。椎板咬骨钳或高速磨钻去除头侧椎体前方唇样部分,可为后方结构的暴露和操作提供更好的视野。完全去除椎间盘及软骨终板,高速磨钻或 1~2 mm 椎板咬骨钳去除椎体后方骨赘,暴露后纵韧带。高速磨钻对钩突内侧进行打磨,小刮匙或 1~2 mm 椎板咬骨钳咬除残余骨赘,紧贴钩突进入椎间孔,进行椎间孔减压。

(4)去除或切开后纵韧带:识别后纵韧带间裂缝,神经探钩从裂缝进入,分离后纵韧带和硬膜囊间隙。使用 1~2 mm 椎板咬骨钳沿椎间隙上下边缘从中间向两侧咬除后纵韧带。如后纵韧带增厚或椎板咬骨钳咬除困难,可使用带槽的神经探钩从后纵韧带裂缝插入,旋转 90°并提起后纵韧带,使用尖刀沿探钩槽切断后纵韧带后,暴露硬膜囊腹侧。

(5)植入椎间融合器或髂骨块:轻微撑开椎间隙,选用合适大小的试模轻轻锤入椎间隙,紧密匹配即可确定融合器型号或植骨块大小。植入融合器或植骨块,植入物最佳位置是较椎体表面深 2 mm,去除 Caspar 撑开器和螺钉。

(6)颈椎前方钛板内固定:植入融合器后,去除 Caspar 螺钉,安放前路钛板。预弯钛板后平放椎体前方正中。在满足上下椎体螺钉固定的基础上,选择最短的钛板以避免影响邻近节段。螺钉一般内斜成角,避免损伤神经根和椎动脉。

(7)关闭切口:彻底止血后,椎体前方放置引流管,颈阔肌上方的筋膜用可吸收线间断缝合,皮肤用可吸收缝线连续皮内缝合。

2.颈椎前路椎体次全切除植骨融合内固定术

颈椎前路椎体次全切除植骨融合内固定术(anterior cervical corpectomy and fusion,ACCF)是通过对椎体的次全切除来获得更清晰的视野和更充分的减压效果。有学者认为 ACCF 适用于压迫来自前方>2 个节段的局限性颈椎管狭窄患者。ACCF 术中出血量较 ACDF 术大,手术时间比 ACDF 术耗时短,但临床疗效无明显差异。ACCF 术后并发症与 ACDF 相似,常见的有植骨不融合、声音嘶哑、吞咽困难和 C_5 神经根麻痹等,但由于固定节段较长,ACCF 内固定移位的风险更大。ACCF 的手术操作具体如下。

(1)切口、显露及定位:对于施行术中复位者,多采用颈前路右侧斜行切口,此切口视野开阔、切口松弛、利于术中牵拉。单纯行前路减压者,则可以采用颈前路右侧横切口,此切口疤痕较小,术后外观较好。切口长度一般为 3～5 cm。

切开皮肤和皮下组织,切断颈阔肌,止血后在颈阔肌深面做钝性和锐性分离,上下各 2～3 cm,扩大纵向显露范围。胸锁乳突肌内侧缘与颈内脏鞘之间较宽松,是理想的手术入路。

确定颈动脉鞘和颈内脏鞘,用有齿长镊提起胸锁乳突肌内侧与颈内脏鞘之间联合筋膜并剪开,并沿其间隙分别向上下方向扩大剪开。该部为一疏松的结缔组织,很容易分离。于颈内脏鞘外侧可见肩胛舌骨肌,可从其内侧直接暴露,也可从其外侧进入。术中以示指沿已分开的间隙做钝性松解,再轻轻向深部分离抵达椎体和椎间盘前部。当甲状腺上动脉显露时,在其上方可见喉上神经。如未见到,也不必探查和游离,以免损伤。颈内脏鞘和颈动脉鞘分离后用拉钩将气管、食管向中线牵拉,颈动脉鞘稍向右侧牵拉,即可抵达椎体和椎间盘前间隙。用长镊子提起椎前筋膜后逐层剪开,然后纵行分离此层筋膜,向上下逐渐扩大暴露椎体和椎间隙,通常为 1 个或 2 个椎间盘。两侧分离以不超过颈长肌内侧缘 2～3 mm 为宜,若向侧方过大分离则有可能损伤横突孔中穿行的椎动脉及交感神经丛。

新鲜颈椎外伤有椎体骨折或前纵韧带损伤者,凭直观观察即可定位。对陈旧骨折或单纯椎间盘损伤者,直视下有时难以分辨,最可靠的方法是以注射针头去除尖端保留 1.5 cm 长度,插入椎间盘,拍摄全颈椎侧位 X 线片,根据 X 线片或 C 型臂机透视定位。

(2)撑开椎体:目前应用较多的颈椎椎体撑开器。于病椎上下位椎体中央分别拧入撑开器螺钉,在撑开螺钉上套入撑开器,向上下两端撑开。撑开椎体有利于使损伤的椎体、椎间盘高度恢复,减轻对脊髓的压迫,并在行椎体切除时有利于操作。

(3)减压:确定骨折椎体的上下方椎间盘,用尖刀切开纤维环,髓核钳取出破碎的椎间盘组织。用三关节咬骨钳咬除骨折椎体的前皮质骨和大部分松质骨。接近椎体后缘时暂停,先用刮匙将椎间盘和终板全部刮除,用神经剥离子分离出椎体后缘与后纵韧带间的间隙,伸入薄型冲击式咬骨钳逐步将椎体后皮质骨咬除,此时形成一个长方形的减压槽,可见后纵韧带膨起。小心地用冲击式咬骨钳或刮匙将减压槽底边扩大,将致压物彻底切除。如后纵韧带有瘢痕形成,可在直视下用神经剥离子或后纵韧带钩钩住后纵韧带,用尖刀将后纵韧带逐步进行切除,完成减压。

（4）植骨：调整椎体撑开器撑开的高度，使颈椎前柱的高度恢复正常。于髂嵴处凿取一长方形植骨块，修整后植入减压槽，松开椎体撑开器，使植骨块嵌紧，完成植骨。也可选用直径 10 mm 或 12 mm 的钛质网笼修剪成长度与减压区高度相符，将椎体切除所获的松质骨填塞于钛质网笼内植于减压区内，避免切取髂骨给患者带来的痛苦，以及可能发生的并发症。

（5）固定：采用钛网植骨者，应使用颈椎前路钢板固定。钢板固定可使颈椎取得即刻稳定性，便于术后护理和尽早恢复工作。同时内固定的使用有利于植骨块的愈合，并在愈合的过程中维持椎体的高度，避免植骨块在愈合的爬行替代过程中塌陷，从而造成颈椎弧度消失。

（6）缝合切口：用生理盐水反复冲洗创口，缝合颈前筋膜，放置半管引流条1根，逐层缝合关闭切口。

3.人工颈椎间盘置换术

人工颈椎间盘置换术（cervical artificial disc replacement，CADR）是在经前路减压的同时，通过植入人工椎间盘假体，维持颈椎活动度的一种术式。人工颈椎间盘置换术能够保留手术节段的活动度，理论上能够避免或大幅度减小对邻近节段的不良影响，减少术后邻近节段退变的发生。与 ACDF 相比，CADR 的优势在于人工椎间盘假体的植入能够最大程度地保留手术节段的活动度和椎间隙高度，有利于维持颈椎的生物力学特征，CADR 也存在一些后遗症，如假体移动、异位骨化等。CADR 的手术操作具体如下。

（1）手术入路：采用标准前外侧入路。确认颈椎解剖位置，在病变节段对应体表行皮肤横行切口。$C_3 \sim C_4$ 节段在下颌骨下方两横指，舌骨水平；$C_4 \sim C_5$ 节段在甲状软骨水平；$C_5 \sim C_6$ 节段在环状软骨水平；$C_6 \sim C_7$ 节段在锁骨向上 2 横指水平。逐渐剥离皮下组织并切开颈阔肌，向两边分离以显露颈浅筋膜。切开浅筋膜，由胸骨舌骨肌、肩胛舌骨肌之间钝性分离筋膜组织，小心用手指分离至椎前筋膜。将内脏鞘、血管鞘分别向内外侧牵拉，显露至椎前。

（2）节段定位及中线确认：手术节段显露清楚并经术中透视确认手术节段后，切除椎体前方骨赘。通过局部解剖学标志如两侧颈长肌连线的中点或两侧钩突连线的中点来大致确定中线位置。

（3）椎间盘切除减压与终板准备：切除前方及后方的骨赘时注意剩余骨面应保持与终板向平行，充分保留人工椎间盘假体与上下椎体的骨性接触面。使用合适大小的柱形磨钻和骨锉处理骨性终板，保持上下终板相平行，尤其要注意凹形的上邻近终板需要打磨相对平整，避免在终板的中心部分残留软骨终板。切除或松解后纵韧带,以便于平行撑开椎间隙,以及探查引起颈椎管狭窄和神经根受压的后方骨赘。切除椎体后缘骨赘,以及突出的椎间盘组织。行椎间隙手术操作时要防止过度撑开。彻底冲洗椎间隙骨屑,近椎间孔处出血可用双极电凝与明胶海绵彻底止血,椎体后缘渗血处应用骨蜡仔细止血,以尽量减少术后异位骨化发生

(4)放置人工椎间盘试模:参考术前 X 线检查和 CT 检查结果选择大小合适的椎间盘试模,根据椎体撑开钉的位置确定椎间盘试模是否沿中线植入。试模前端的 4 个凸起需与椎体前缘紧密接触无空隙。

术中进行透视:①矢状面透视确认所选用的试模具备需要的椎间隙高度,与相邻椎间隙相比不应过度撑开;试模的中心线位于椎体的矢状面中线上;通过试模后缘与椎体后缘的距离选择合适大小的假体,以确保假体后缘与椎体后缘尽可能平齐,以减少异位骨化发生;椎体终板与试模表面接触良好。②前后位透视确认椎间盘试模位于椎体腹侧正中线上,椎体终板与试模表面之间接触良好。

(5)终板骨槽的制备:选择相应大小的导向器来制备终板上的孔道。轻轻将导向器敲入目标椎间隙,确保导向器位于椎体的中线。导向器的前缘与椎体前缘相贴合,将钻头和手柄连接,并插入导向器。在终板上钻第一个孔,确保导向器位置不变,旋出钻头,在孔道中放入临时定位针,在对角的位置钻第二个孔,放入第二枚临时定位针,同样完成第三和第四孔。取出定位针和导向器,检查终板上的孔道是否平行且位置完好。

将切割器的 4 个刀刃沿着 4 个孔道轻轻敲入,直至前端的限深器抵住椎体前缘。利用延长杆移出切割器,完成终板骨槽制备。

(6)假体植入:取出相应型号的假体,并装配至手柄。假体植入前先确认假体方向,球状面在上。沿已切割好的 4 条骨槽插入假体,轻轻敲击直至假体前缘4 个凸起与椎体前缘贴合。当假体就位后,解除椎体撑开器上的撑开力。假体植入时应力度适,避免在植入时过度敲击而损伤脊髓。

假体植入后,再次进行透视以确认植入位置:透视矢状面影像确认假体定位于椎体矢状面中线上椎体终板与假体之间贴合良好,假体上 4 条固定嵴与椎体终板相结合;透视前后位影像确认假体位于腹侧中线上,椎体终板与假体之间对合良好。

(7)关闭切口:冲洗切口,彻底止血,放置负压引流管,分层关闭切口。

二、胸椎间盘突出症

(一)概述

胸椎间盘突出症在临床上并不多见,尤其是症状性胸椎间盘突出症,其发病率占整个脊柱所有椎间盘突出症的 0.25%～0.75%。胸椎的生理性后凸使硬膜外间隙变小,较小的椎间盘突出即可产生压迫,T_{11}、T_{12} 水平腰膨大存在硬膜外间隙变小也易出现症状。

(二)病因与病理

退行性变是胸椎间盘突出症的主要原因,除姿势不正、被迫体位持续过久等因素外,各种外伤也可引起胸椎间盘突出。胸椎管管径小,基本被脊髓占满,以及该段脊髓的血供不丰富等特点使胸髓容易受到损伤。

(三)临床表现

1.症状

患者的一般症状主要表现为椎旁肌紧张,严重者呈强直状,脊柱可有轻度侧凸及椎节局限性疼痛、压痛及叩痛。由机械性因素导致的胸椎间盘突出,患者可表现为卧床休息后疼痛减轻,活动后则症状加剧。急性胸椎间盘突出时,可产生有胸膜炎症状特点的疼痛。椎间盘突出挤压根管神经出口处的脊神经根,可引起肋间肩胛带疼痛高位胸椎间盘突出导致霍纳综合征。当椎间盘组织直接压迫脊髓本身时,将产生广泛的症状,从轻微的疼痛和感觉异常到明显的瘫痪,可出现尿失禁和下肢无力,且病情发展迅速。

同时,患者可有括约肌功能紊乱、大小便及性功能障碍,亦可出现神经营养障碍,下肢常有久治不愈的慢性溃疡等。有时,患者可被误诊为神经官能症或癔症而长期误治。

2.体征

胸椎间盘突出症患者的体征存在很大差异。与受压节段平面一致的感觉障碍,肌无力通常呈双侧性,且可伴有长束体征(如阵挛或巴宾斯基征阳性等)。胸椎间盘硬膜内突出患者通常出现严重的神经症状,例如截瘫。脊髓后柱的功能受累较轻,大多能保留,这是因为脊髓被挤压部位在脊髓前柱,但病变后期脊髓后柱亦可同时受压而引起完全性瘫痪。

(四)辅助检查

1.X 线检查

X 线检查以胸椎常规的正位片和侧位片为首选,能显示出胸椎退变、突入椎管的骨赘及椎管狭窄的影像,但轻度椎管狭窄及韧带骨化不易显示,故 X 线检查对确诊无决定作用,但可排除脊柱肿瘤、脊柱结核等疾病。

2.CT 检查

CT 检查对突入椎管的骨赘及后纵韧带骨化的显示特别清楚,还能清楚显示椎弓根、关节突及其组成的椎间孔,但对多节段胸椎间盘突出及合并胸椎黄韧带骨化者易漏诊。

3.MRI 检查

凡疑本病者,均应及早行 MRI 检查,可排除椎体肿瘤、结核等疾病。MRI 检查为无侵害检查,在轴位、矢状位上可建立清晰的立体概念,显示突出物的位置与周围结构的关系。MRI 检查是目前诊断胸椎椎间盘突出症最理想的方法。

4.脊髓造影检查

用大剂量水溶性造影剂行脊髓造影术的同时用 CT 检查,是一种更准确的优良诊断方法。如不先行脊髓造影,而直接用 CT 检查,将会弄错受损脊髓的准确节段。但目前大多数学者均认为此种损伤性检查应被 MRI 检查取代,因其也是一种纵向观察估测整个胸椎椎管的方法。

(五)诊断

结合患者的临床表现及影像学检查,即可诊断胸椎间盘突出症。

(六)非手术治疗

非手术治疗主要适用于轻型患者,尤其是年迈体弱、髓核已经钙化或骨化无再移位发展可能者,主要措施包括休息、胸部制动,避免过度负重,非甾体抗炎药以控制疼痛,以及理疗等对症治疗。

(七)手术治疗

1.侧前方入路胸椎间盘切除术

标准的开胸手术入路,可以安全地暴露第五至第十二胸椎椎体。患者侧卧位,皮肤切口水平取决于椎间盘突出的位置和所需手术暴露范围,通常切口的肋骨平面比所选椎体水平的高 2 个节段。皮肤切口起自椎旁肌肉的外侧缘,沿着肋骨延伸 7.62～10.20 cm,用电刀切开肋骨的外层骨膜,并用骨膜剥离器剥离,剥离时用 Doyen 剥离器或弯头骨膜剥离器将肋骨完全剥离,剪断肋骨。

切除的肋骨保存,用于椎体间植骨。沿肋骨下缘切开胸,避免肋间或肋下血管神经丛的损伤。将肺挤压向内,用肋骨钳牵开上下肋骨,用组织剪切开胸膜壁层,显露前突的椎间盘及位于椎体中央的椎间节段血管。将切开的胸膜壁层分别推向前和向后,在神经根管的前方结扎节段血管,以避免影响脊髓的营养血管。椎体后部分软组织和结扎的节段血管,用 Cobb 剥离器垫入纱布推向后方,显露肋骨近端。残余部分肋骨在肋横突关节和肋椎关节离断。这样将更好地显露后外侧椎间盘及椎体后缘和椎弓根,可以在椎间孔处看见神经血管丛。

沿终板处切开椎间盘前方到髓核脱垂处,用垂体咬钳咬除椎间盘组织,用刮匙进一步刮除椎间盘直至上下终板,向后到终板的后缘,这样可以产生一个空间,供反角刮匙刮除突出的间盘组织。反角刮匙将椎管内的椎间盘组织刮回至终板后方的空隙里,接着用垂体咬钳去除椎体后缘的椎间盘组织,一直可以到达中线。有时胸椎的椎间隙非常窄,这样可以进一步切除前方的椎间盘和邻近终板,以改善手术显露。切除后纵韧带和后方纤维环,可以更好地显露硬膜,这一步骤非常重要。同时可以在直视下检查是否足够减压。用这一手术方法可以暴露椎管的前方,甚至到对侧。

如果切除椎间盘组织较多,局部可留有一腔,此时可用开胸时切除的肋骨填充。将肋骨条放入椎体或终板沟槽内,连续缝合胸膜壁层。清理胸腔内积血后,留置胸管,关胸,关闭伤口,胸腔闭式引流。

2.侧后方入路经肋横突关节椎间盘切除术

患者气管内插管、全身麻醉后,取侧卧位,患侧朝上,对侧胸部垫枕。根据胸椎间盘突出症的突出节段不同,所取皮肤切口略有变化。通常为脊后正中线旁开 2～3 cm 的纵向切口;若突出节段在第七胸椎以上,其切口远端应拐向肩胛骨的下缘顶点并向前上。

使用电刀切开上方的斜方肌和菱形肌,切开下方的斜方肌外侧缘及背阔肌内侧缘,此时便可见到清晰的肋骨。将椎旁肌牵向背侧进而显露肋横突关节和横突。切开肋骨骨膜,并沿其走向行骨膜下剥离接近肋横突关节处。切断肋横突间的前、后韧带,然后将该段肋骨和横突分别予以切除。

上述操作始终在胸膜外进行。通常需在椎体水平结扎肋间血管,并可借助肋间神经的走行来确定椎间孔的位置。撑开器撑开肋骨,用"花生米"或骨膜起子将胸膜壁层及椎前筋膜推开,使用拉钩将胸膜和肺牵向前侧,显露出椎体的侧方。将椎旁肌向背侧进一步剥开,显露出同侧的椎板。将同一侧椎板、关节突切除后,即可显露出突向外侧或极外侧的椎间盘,小心剥离硬脊膜与突出椎间盘之间的粘连,切除突出的椎间盘组织。冲洗伤口后,用明胶海绵覆盖硬脊膜囊。最后留置伤口负压引流管,按常规方法逐层关闭伤口。

三、腰椎间盘突出症

(一)概述

腰椎间盘突出症是指腰椎间盘发生退行性改变以后,在外力作用下,纤维环部分或全部破裂,单独或者连同髓核、软骨板向外突出,刺激或压迫脊神经脊膜支和神经根引起的以腰腿痛为主要症状的一种病变。腰椎间盘突出症是骨科的常见病和多发病,是引起腰腿痛的最常见原因。

(二)病因与病理

腰椎间盘突出症常发生在椎间盘后外侧缘,此部位纤维环最薄弱,并且后纵韧带支持较少,而在椎间盘前缘和前外侧缘有前纵韧带限制椎间盘突出,椎间盘后侧中央部分被后纵韧带限制,也很少发生椎间盘突出。腰椎间盘突出症的发生主要与以下因素相关。

(1)外伤:青少年个体发生腰椎间盘突出症的重要因素。

(2)职业:重体力劳动从业者、汽车和拖拉机驾驶员等。

(3)妊娠:该时期女性腰痛的发生率明显高于非妊娠期女性。

(4)遗传因素:较多研究显示腰椎间盘突出症存在家族聚集发病及种族患病差异。

(5)先天性发育异常:如腰椎骶化、骶椎腰化,以及关节突不对称,使下腰部应力异常,易致椎间盘旋转撕裂。

(三)临床表现

1.症状

(1)腰痛和坐骨神经痛:腰椎间盘突出最常见的症状。一般先有腰痛,若干时间后产生坐骨神经痛。也有人在一次外伤时立即产生腰痛及腿痛。疼痛一般比较剧烈,性质常为放射性神经根痛,部位为腰骶部、臀后部、大腿外侧、小腿外侧、足跟部、足背或足趾。弯腰、咳嗽、打喷嚏、排便等增加腹腔压力的动作均可诱发或加重坐骨神经痛。症状以单侧为多,有时会转向对侧即双侧均有症状,严重者可出现排尿困难及鞍区感觉消失,双足麻痹。症状往往经休息后缓解,时轻时重,但往往缓解间隔期逐渐变短而疼痛则逐渐加剧。少数患者一开始即表现为腿痛而无腰痛。

(2)马尾综合征:中央型的腰椎间盘突出可压迫马尾神经,出现大小便障碍,鞍区感觉异常,急性发病时应作为急症手术的指征。

2.体征

(1)腰部活动受限:腰肌有保护性痉挛,患者腰部僵硬,各个方向活动不便,上下床和坐起均感困难。在做腰后伸动作时疼痛加重,可解释为腰后伸将突出物挤向椎管,加上黄韧带松弛前突,对神经根压迫作用增加。

(2)脊柱侧凸:大多数患者偏向健侧,少数偏向患侧。一般认为这与突出物和神经根相对位置有关,如突出物在神经根的外上方时弯向健侧,而在内下方时弯向患侧,其原因是机体设法避开突出物对神经根的压迫。

(3)感觉异常:受压神经根支配的皮肤节段会出现感觉的变化,先为感觉过敏,后为感觉迟钝或消失,L_5 神经根受压感觉变化在小腿外侧及足背,而 S_1 神经根受压时在小趾及足外侧。

(4)反射异常:根据受累神经不同,患者常出现相应的反射异常,踝反射减弱或消失表示 S_1 神经根受累,$S_3 \sim S_5$ 马尾神经受压则为肛门括约肌张力下降及肛门反射减弱或消失。

(四)辅助检查

1.影像学检查

(1)X线检查:通常作为常规检查。一般拍摄腰椎正、侧位片,若怀疑腰椎不稳可以加照屈、伸动力位片和双斜位片。腰椎间盘突出症的患者,其腰椎X线检查的表现可以完全正常。在正位片上可见腰椎侧凸,在侧位片上可见生理性前凸减少或消失,椎间隙狭窄。还可以看到纤维环钙化、骨质增生、关节突肥大、硬化等表现。

(2)CT检查:能更好地显示脊柱骨性结构的细节。腰椎间盘突出症的CT表现有椎间盘后缘变形突出、硬脊膜囊受压变形、硬膜外脂肪移位、硬膜外间隙中软组织密度影及神经根受压移位等,还能观察椎间小关节和黄韧带的情况。

(3)MRI检查:可以全面地观察各椎间盘退变情况,也可以了解髓核突出的程度和位置,并鉴别是否存在椎管内其他占位性病变。在读片时需注意矢状位片和横断面片要对比观察,方能准确定位。

(4)造影检查:脊髓造影、硬膜外造影、椎间盘造影等方法可间接显示有无椎间盘突出及程度。由于这些方法为有创操作,所以目前在临床应用较少,一般的诊断方法不能明确时才慎重进行。

(5)肌电图检查:有助于判断受累神经根,排除、鉴别周围神经卡压等相关疾病。

2.特殊试验

(1)直腿抬高试验:患者取仰卧位,伸膝,被动抬高患肢,正常人神经根有4 mm的滑动度,下肢抬高到60°～70°开始感到腘窝不适,本症患者神经根受压或粘连使滑动度减少或消失,抬高在60°以内即可出现坐骨神经痛,为直腿抬高试验阳性。

(2)直腿抬高加强试验:在直腿抬高试验阳性时,缓慢降低患肢高度,待放射痛消失,再被动背屈踝关节以牵拉坐骨神经,如又出现放射痛,称为直腿抬高加强试验阳性。

(3)股神经牵拉试验:患者取俯卧位,患肢膝关节完全伸直。检查者将伸直的下肢高抬,使髋关节处于过伸位;当过伸到一定程度出现大腿前方股神经分布区域疼痛时,则为阳性。此试验主要用于检查第二至第三腰椎和第三至第四腰椎椎间盘突出的患者。

(五)诊断

根据患者症状、体征及影像学表现,一般腰椎间盘突出症的诊断不难。尤其通过MRI检查确诊率相当高。

(六)非手术治疗

绝大多数初次发病的腰椎间盘突出症患者可以通过保守治疗获得较好的临床疗效。常用的保守治疗措施包括卧床休息、腰椎牵引、物理治疗、口服非甾体抗炎药,以及针灸疗法等缓解症状。如果疼痛特别剧烈,也可以考虑静脉点滴甘露醇、小剂量激素等进行治疗。

(七)手术治疗

1.后路"开窗"式腰椎间盘髓核摘除术

(1)切口:取下腰背后正中切口,以术前定位标志为中心,一般长3～5 cm,若为多节段椎间盘突出可酌情延长切口。切开皮肤及腰背筋膜后,沿棘突的患侧切开韧带及肌腱,估摸下将骶棘肌从椎板上剥离。

(2)显露椎板:软组织剥离后用椎板拉钩显露椎板,若需显露两侧椎板,可用2个椎板拉构或自动撑开器牵开肌肉暴露。椎板拉钩的尖端应固定在小关节突的外侧,依靠杠杆力量将肌肉牵开,显露椎板的同时也将关节突显露。

(3)黄韧带切除:根据术前定位,确认相应椎间隙的上下椎板,椎板间韧带即为黄韧带,黄韧带占椎管后壁3/4,位于2个相邻椎板之间。远端附于下一椎板的上缘,并向外延伸到此椎骨上关节突的前上方参与关节突关节囊的组成;近端附于上一椎板前面的中下 1/3 至中下 1/2 前面,向外延伸至下关节突构成关节突关节囊的组成部分;外侧缘游离,构成椎间孔的后界。正常黄韧带厚度 <4 mm,在椎间盘突出或并有椎管狭窄时,黄韧带厚度可达 8~10 mm。

(4)椎板骨窗的扩大:黄韧带切除的过程即为椎板开窗的过程,根据手术显露的需要还要咬除上、下椎板边缘,以扩大骨窗。椎板位置较浅,可用椎板咬骨钳扩大骨窗。位置较深的部位,亦可用骨凿。因突出的椎间盘在关节突关节前方,故骨窗向外侧扩大不够,常会加大寻找突出椎间盘的难度。充分暴露可避免当向内牵拉神经根或硬膜囊时受到的过度牵拉,同时也起到扩大神经根管的作用,可使神经根得到充分减压。

(5)神经根的显露:当上、下椎板边缘和黄韧带切除后,即可见到椎管内的硬膜囊。用神经剥离器沿硬膜囊向近端探查神经根自硬膜囊发出的神经根袖部分,找到神经根的起点,然后向远端观察神经根的走向。寻找及分离神经根过程中应注意与突出的椎间盘组织的关系。

(6)显露椎间盘、切除髓核:用神经拉钩将神经根及硬膜囊牵向中线,牵引力度要适中,定时放松。用神经剥离子将椎间盘表面的薄层纤维组织剥离开,可见突出的椎间盘。在其周缘的椎管内静脉丛用棉片保护好,避免损伤出血而影响手术操作。若椎间盘突出较大时,因粘连难以将神经根分离牵拉至内侧,应把突出物与神经根和硬膜的粘连分离后,先行部分摘除,再做牵引。

摘除髓核时必须将硬膜囊、神经根保护好,突出的椎间盘完全暴露。当后纵韧带未破时可用尖刀在隆起处周围做环形或十字切开。若椎间隙内压力大时,髓核可自行脱出一部分,用髓核钳将其取出,残余在间隙内的髓核用髓核钳取出。使用髓核钳时应合拢钳口插入椎间盘内,抽出时同样要合拢钳口,以免伤及神经。

髓核取出后,应用冷生理盐水反复冲洗椎间隙及切口,对椎管内静脉出血可用明胶海绵压迫止血。术后用过氧化氢冲洗,可起清洁及加强止血作用。最后逐层缝合切口。如切口小,软组织分离有限,椎板咬除少,出血少,则术口可不放引流管。

2.经皮内镜下腰椎髓核摘除技术

(1)体表定位:用克氏针标记进针路线。椎间盘突出在第二至第三腰椎和第三只第四腰椎水平,选择在旁开中线 10 cm 进入。椎间盘突出在第四至第五腰椎和第五腰椎至第一骶椎水平,选择在旁开中线 12~14 cm 进入。实际的旁开距离还需要依患者的身体大小和肥胖程度做适当调整。对向下掉的髓核,进入点要偏向头侧和外侧。

（2）放置导丝：用锋利的小手术刀在进针点皮肤切开1个约8 mm的切口。沿着导丝向小关节方向插入导杆。在导杆外沿着导杆逐级放套管向外扩张软组织。

（3）扩椎间孔：骨钻套在套管的外边，沿着套管放置骨钻，去掉小关节远端增生的骨质，扩大椎间孔。使用骨钻时，用C型臂从前后和侧面确定器械和骨钻顶端的位置，骨钻的最前端不能超过中线，以避免刺激或损伤神经。

（4）放置工作套管：独特设计的套管顶端可以保护神经根免遭损伤，用C型臂确定工作套管放置的位置。正确的位置应该是放在神经根下方，椎间盘水平，顶端正好在中线，开口朝向突出的髓核。

（5）放置椎间孔镜：连接椎间孔镜到光源和摄像机。打开光源，调节白平衡，达到最佳彩色效果。把椎间孔镜放入工作套管。调节合适的水流量和压力对取得良好效果很重要。

（6）椎间盘及神经根减压：在整个手术过程中患者必须保持清醒和配合。有完整的椎间盘摘除器械，如神经探子、神经钩、神经提拉器、抓钳、咬钳、打孔器、切割器等，这些器械可以通过椎间孔镜的工作通道操作。

（7）应用双击射频：摘除髓核组织后，采用独特设计的可伸屈和转向的射频双极电极可以通过椎间孔镜的工作通道达到工作区域用于止血、消融髓核，以及通过组织收缩的作用封闭纤维环直径3 mm以下的裂口。

（8）缝合伤口：全部摘完突出的髓核后，通过椎间孔镜可以清楚地看到神经根。转动工作套管观看周围组织检查是否还有游离的髓核碎片。手术完成后拔出工作套管，缝合伤口。

第二节　椎管狭窄

脊柱是支撑颈部和躯干的中轴骨，椎管位于脊柱内，由椎骨、椎间盘和韧带环形围成，包含并保护脊髓、马尾神经及相关供血的动静脉。任何原因引起的椎管、神经根管、椎间孔狭窄，导致脊髓或神经根受压迫，继而引发相应临床表现，都可称为椎管狭窄症。根据发病的部位可分为颈椎管狭窄症、胸椎管狭窄症、腰椎管狭窄症,其中颈椎和腰椎椎管狭窄症最常见,胸椎椎管狭窄症相对少见。

一、颈椎椎管狭窄

(一)概述

颈椎椎管狭窄是指由于先天性或继发性因素作用,使组成颈椎椎管的解剖结构发生增生或退变,造成颈椎椎管狭窄,从而导致脊髓及神经根的受压或脊髓血液循环障碍而出现的一系列临床症状,包括先天性(或原发性)椎管狭窄及获得性(继发性)椎管狭窄2类。先天发育性颈椎椎管狭窄是由于先天性椎管发育不全,以致颈椎椎管矢状径狭窄并出现的一系列临床症状;后天伤病所造成的颈椎椎管狭窄,则属于后天获得性(继发性)椎管狭窄。

(二)病因与病理

1.病因

(1)先天性因素:主要是软骨发育不全,临床较为多见,与家族及地区差异有一定关系。同时也是神经纤维瘤病、颈椎先天性畸形的相应表现,其椎体、椎弓形态往往也有异常。

(2)发育性因素:在胚胎发育过程中,某些因素会造成椎弓发育障碍,从而导致椎管矢状径较正常的长度小。

(3)颈椎退行性变:颈椎椎间盘退变、黄韧带肥厚、小关节增生肥大等因素都可引起椎管径的继发性狭窄。

(4)外伤:严重的颈椎外伤导致骨折的椎体向背侧突入椎管,使局部椎管变形。

(5)医源性病变:主要包括手术创伤、继发性颈椎不稳、植入物突入椎管,以及椎管成形术失败等情况。

2.病理

由多种因素导致的颈椎椎管狭窄,均可引起脊髓血液循环障碍,导致脊髓压迫。因此,引起颈椎椎管狭窄的病理改变也是多方面的,例如椎弓根变短、椎体后缘骨质增生、椎板增厚、黄韧带肥厚、钩椎关节增生性改变等。

(三)临床表现

1.感觉障碍

该病变导致的感觉障碍大多在疾病早期出现,障碍多从上肢开始,逐渐发展至下肢,一般持续时间较长,且患者颈部后伸时,感觉障碍可加重。

2.运动障碍

运动障碍多出现在感觉障碍之后,常在检查时发现,表现为椎体束征。患者多从步态沉重、下肢无力、抬步困难等症状开始,随着病程发展日益加重。

3.反射障碍

椎体束受累后,腱反射多亢进;上肢的肱二头肌反射、肱三头肌反射及桡骨膜反射、下肢的膝反射和踝反射,多呈对称性活跃或亢进;踝阵挛、髌阵挛可呈阳性,腹壁反射、提睾反射及肛门反射等多减弱或消失;霍夫曼征、巴宾斯基征等病理反射多呈阳性。

4.大小便障碍

部分患者中后期可出现大小便障碍,以尿频、尿急、便秘为主,后期则可引起尿潴留,甚至大小便失禁等。

5.其他症状

患者可以出现疼痛、僵硬感等局部症状,以及自主神经症状,如心慌、失眠、头晕、耳鸣等,严重者还可出现霍纳征。

(四)辅助检查

1.X线检查

在X线检查侧位片上可清晰显示颈椎椎管矢状径和椎体矢状径,而在标准侧位片行椎管矢状径测量是诊断发育性颈椎管狭窄简便的方法。椎管矢状径为椎体后缘中点到椎板棘突结合部之间的最短距离,一般以第五颈椎与第六颈椎为标准,其他椎节也应逐一测量。

2.CT检查

CT检查可清楚地显示骨性椎管,但对软性椎管显示不良。CT的轴位断层扫描时须注意平面与椎管纵轴相互垂直,否则斜面扫描而呈椎管扩大伪像,影响测量效果。

3.MRI检查

颈椎管狭窄症的MRI检查特征表现为颈髓蛛网膜下腔的消失,伴有脊髓的受压变形、髓内改变和致压因素。MRI尤其是在T_2加权图像上可看到象征伴随着椎管狭窄的软组织水肿或脊髓软化的髓内信号强度增强。

4.脊髓造影检查

脊髓造影检查对确定颈椎管狭窄的部位和范围及手术方案制订均具有重要意义,可诊断椎管内占位性病变和椎管形态变化及其与脊髓的相互关系。能早期发现椎管内病变,确定病变部位、范围及大小,对某些疾病也能做出定性诊断。

（五）诊断

1.X 线检查

实际测得的颈椎管中矢径绝对值<12 mm 为椎管相对狭窄,<10 mm 为椎管绝对狭窄。为排除放大率的影响,测量颈椎管中矢状径与椎体中矢状径的比值更为准确。若 3 节以上的比值均<0.82 则提示椎管狭窄,比值<0.75 则可确定为椎管狭窄。

2.CT 检查

CT 检查通过测量椎管与脊髓的截面积来诊断椎管狭窄。正常人颈椎管截面积在 200 mm^2 以上,而椎管狭窄者最大横截面积为 185 mm^2;椎管与脊髓面积之比值,正常人为 2.24∶1,而椎管狭窄者为 1.15∶1。

（六）非手术治疗

非手术治疗主要用于疾病的早期阶段及手术疗法前后作为辅助治疗。具体措施主要以颈部保护为主,如休息、制动,辅以理疗及一般的对症措施,牵引治疗可松弛肌肉,减轻对神经根的刺激,还可以通过药物治疗,比如非甾体抗炎药、肌肉松弛剂及镇静剂等对症治疗。

（七）手术治疗

1.颈椎单开门椎管扩大成形术

患者全身麻醉,取俯卧位。颈后正中切口,暴露第三至第七颈椎椎板及侧块外缘。使用磨钻将椎板骨皮质磨除,铰链侧内层骨皮质保留。开门的椎板数依照病变的范围决定,一般为 4~5 个椎板,把椎板掀起至一侧完全打开,另一侧为不完全骨折状态。用 Centerpiece 钛板的夹形端夹住掀起的椎板,平板端固定于侧块,或在棘突基底部打孔穿粗丝线,将棘突缝合到对侧肌层及关节囊上。最后逐步缝合肌层、皮下和皮肤,切口置负压引流管。

2.颈椎后路双开门椎管扩大成形术

患者取俯卧位,头部应用头架固定,使颈部处于屈曲位,于颈部后中部做一切口,逐层切开,剥离肌肉,显露第三至第七颈椎棘突与椎板,将第七颈椎棘突顶端去除,开口侧选择症状重的一侧,另一侧为门轴侧,使用磨钻于关节突与椎板交界处磨沟,磨断开口侧,保留内层皮质,切断黄韧带、棘间韧带、第二至第三颈椎间韧带及第七颈椎至第一胸椎间韧带,门轴侧椎板槽完成后,缝线固定于侧块,穿过棘间韧带,于第三至第七颈椎处开门,随后应用咬骨钳掀起椎板直至椎板水平位,系好缝线,并将自体骨粒固定于门轴处,缝合、固定引流管。

二、胸椎椎管狭窄

(一)概述

胸椎椎管狭窄是发育性因素或由椎间盘突出、椎体后缘骨赘、黄韧带或后纵韧带骨化等因素导致的胸椎椎管或神经根管狭窄,引起相应的脊髓、神经根受压所致的疾病。胸椎椎管狭窄多发生现在下胸椎,其次为上胸椎,这与人体扭转活动有关。下胸椎活动较多,易发生关节肥大增生,韧带肥厚等,导致胸椎椎管狭窄。

原发的先天性胸椎椎管狭窄较少见,年幼时脊髓在其中尚能适应,成年后退变或损伤因素均可导致脊髓压迫,而使患者出现症状并逐渐加重。

(二)病因与病理

1.胸椎椎管退行性变

构成胸椎椎管后壁及侧后壁的骨及纤维组织不同程度的增厚,会向椎管内占位而致椎管狭窄。

2.胸椎后纵韧带骨化

后纵韧带增厚并骨化,可厚达数毫米,并向椎管内突出,可以发生在单椎节,也可以是多椎节。

3.胸椎间盘突出

单椎节或多椎节椎间盘突出或膨出,与胸椎退行性变合并构成胸椎椎管狭窄的诱因之一。

(三)临床表现

1.症状

该症起病隐匿,逐渐加重。患者大多首先出现下肢麻木、无力的症状,可双侧同时发病,也可一侧下肢先出现症状。胸背束带感、胸背痛,以及半数患者有间歇性跛行,严重者可有大小便功能障碍。患者一旦发病,症状多呈进行性加重,且病程发展速度不一。

2.体征

患者体征主要表现为上运动神经元损害,包括双下肢肌力不同程度的减弱,肌张力增高。受损部位以下皮肤感觉减退或消失;膝、跟腱反射亢进;腹壁反射及提睾反射减弱或消失;病理征阳性,可有髌阵挛或踝阵挛。也有部分患者有广泛下运动神经元损害的体征,比如肌肉萎缩、肌张力低下;膝、跟腱反射减弱。

(四)辅助检查

1.X 线检查

部分 X 线检查显示椎间隙变窄,少数患者有椎间盘钙化、椎管内钙化影或椎管内游离体,椎间孔可见钩形或鸟嘴状高密度影;侧位片上关节突肥大,增生突入椎管。还可见多节段黄韧带、后纵韧带或前纵韧带骨化引起节段性狭窄。

2.CT 检查

CT 检查可见椎间盘、关节囊、关节突、黄韧带、椎板对脊髓的压迫情况,如椎体后方或椎板腹侧及单侧或双侧小关节突入椎管内的骨化块影像,严重者与增厚的椎板融成一体,使椎管呈三角形。

3.MRI 检查

MRI 检查显示脊髓内部病变信号清晰,可观察脊髓受压及有无内部改变,可清楚地显示整个胸椎椎管狭窄部位、病因、压迫程度、脊髓损害情况,是确诊胸椎椎管狭窄最为有效的辅助检查方法。

4.脊髓造影检查

胸椎椎间盘与小关节突平面有完全性或不完全性梗阻,造影剂充盈缺损呈毛刷状或鸟嘴状,多处狭窄者呈搓衣板样。完全梗阻时只能显示椎管狭窄的下界,不完全梗阻时可显示狭窄的全程,受压部位呈节段状充盈缺损。

(五)诊断

结合患者的临床症状、体征以及影像学检查,即可诊断胸椎椎管狭窄。

(六)非手术治疗

患者宜卧床休息,避免活动搬运重物等可引起胸椎外伤的活动,对症采用一些理疗。患者可以口服非甾体抗炎药或激素硬膜外注射,还可以采用痛点封闭。

非手术治疗无效,症状继续加重,疼痛、大小便出现问题等有神经损害时,应尽采取早手术治疗。

(七)手术治疗

胸椎椎管狭窄手术可以首选胸椎后路全椎板切除减压术,手术可以直接解除椎管后壁的压迫,减压后脊髓轻度后移,间接缓解前壁的压迫,减压范围可按照需要向上下延长,在直视下手术操作较为方便和安全。胸椎后路全椎板切除减压术具体操作如下。

(1)以病变节段为中心,做后正中纵向切口,切口长度通常以显露4~5个棘突和椎板为宜。

(2)切削肌肉附着点时沿骨面进行,既可减少出血,又很少遗留肌肉组织。在行椎板剥离后即可用干纱布填塞止血,两侧椎板显露后,用自动拉钩向两侧拉开骶棘肌,显露拟减压节段及其上下方的棘突、椎板。用尖刀及有齿长镊清理椎板表面,将残留肌纤维组织作彻底切除。肌肉出血可电凝止血,椎板出血可用骨蜡止血。在整个显露过程中,切口应居中,以减少出血。

(3)将棘突、椎板和关节突关节表面残存肌纤维等切除干净。根据减压范围,用棘突咬骨钳切除拟减压椎节之棘突,再以鹰嘴咬骨钳将其残存棘突切除。在拟减压节段远侧椎节的椎板下缘开始分离黄韧带与其附着处,轻轻用神经剥离子分离黄韧带和椎板,用冲击式咬骨钳自下向上咬除拟切除的椎板,自椎板两侧分别咬除。助手同时用神经剥离子分离,以防硬膜与椎板粘连。狭窄严重者,可以看到硬膜外脂肪消失,硬膜表面有压痕。当达到椎板上缘时,该节椎板完全游离,并可切除之。相同的方法继续切除下椎板。

(4)冲击式咬骨钳因其头部在进入椎管内占有一定空间而易导致对脊髓的压迫。所以,当椎管严重狭窄时,宜采用四关节尖嘴咬骨钳,或选用微型电钻或气钻。全椎板切除术在椎板切除过程中一般不超过小关节椎板切除后,硬膜囊立即向后侧膨胀。将两侧关节突内侧残留的骨质予以切净,以使减压的边缘光滑平整。

(5)修整咬除骨质的断面,出血处用骨蜡止血。用冰生理盐水冲洗切口,清除骨碎屑,缝合切口。

(6)如不进行术中稳定手术,则间断缝合椎旁肌和胸背筋膜,缝合皮下及皮肤,切口放置负压引流管引流。

三、腰椎椎管狭窄

(一)概述

腰椎管狭窄是一种临床综合征,普遍认可的定义是指除导致腰椎管狭窄的独立临床疾病以外的任何原因引起的椎管、神经根管和椎间孔等任何形式的狭窄,并引起马尾神经或神经根受压的综合征。依据其病因可分先天性、发育性和继发性椎管狭窄,其中继发性腰椎椎管狭窄包括退行性、医源性、创伤性和其他椎弓峡部裂并椎体滑脱等因素,临床上多见的为退行性腰椎椎管狭窄。依据椎管狭窄的部位分为中央型椎管狭窄、神经根管狭窄和侧隐窝狭窄。

(二)病因与病理

关节突关节滑膜缺失导致关节突关节囊松弛、软骨变性,致椎体的活动增加,使椎间盘退变加快、椎间盘膨出、黄韧带褶皱。由于活动度加大,骨赘增生加快,使得椎管狭窄,上关节突骨赘能使侧隐窝狭窄,下关节突骨赘能使中央椎管狭窄。神经根或马尾神经受压,同时椎管内静脉丛回流障碍,可引起神经缺血。压迫时间越长,神经功能损害越重。

(三)临床表现

无论哪种腰椎椎管狭窄,大多都伴有下腰痛。疼痛一般轻微,患者卧床时减轻或消失,腰前屈不受限,后伸受限。站立或行走时,患者下肢产生疼痛、麻木、沉重及乏力,且逐渐加重,下蹲可缓解症状。再次站立或行走时,症状重新出现,以上表现即为间歇性跛行。由腰神经根受压迫引起的称为神经源性间歇性跛行,有血管疾病引起的称为血管源性间歇性跛行。严重时会引起马尾神经受压,导致括约肌功能障碍。

(四)辅助检查

1.X 线检查

X 线检查可对椎管狭窄做出初步判断,可以看到小关节肥大且向中线偏移,椎板间隙窄。侧位片表现为椎弓根发育短,关节突大,椎间孔小。以退变为主者可见椎体边缘增生,小关节增生肥大等。

2.CT 检查

CT 检查对骨性中央椎管狭窄和侧隐窝狭窄有较高的诊断价值,通过腰椎各横截层面扫描,可清晰显示腰椎小关节、黄韧带、侧隐窝、椎间盘等骨性和软组织结构的病变,如肥厚、增生、骨化或钙化、突出等,可了解神经根、马尾受压情况,还可对椎管各径线进行精确测量。

3.MRI 检查

MRI 检查能够对硬膜外脂肪、硬膜囊、脑脊液、脊髓和神经根等结构做出影像区别,对于非骨性结构导致的狭窄有较高的诊断价值。椎间孔处的矢状面成像上可显示信号强度偏低的神经根断面或斜行断面,其周围是椎间孔内高信号硬膜外脂肪,黄韧带和关节突增生肥厚可导致神经根周围高信号圈消失。

4.脊髓造影检查

脊髓造影检查可以很好地显示硬膜囊的直径,依据神经根的造影剂填充状态来评估神经根的受压情况,与狭窄一致的脊髓造影结果包括硬膜囊沙漏状的轮廓、造影剂完全性阻断、神经根不完全性显影或无显影。

(五)诊断

临床表现是做出诊断的基础,根据临床表现选择适当的辅助检查方法,即可做出准确的诊断,诊断内容应包括是否为腰椎椎管狭窄,狭窄的部位、范围、水平等。

(六)非手术治疗

对于症状和体征不严重的轻、中度患者,常用保守疗法。

1.卧床休息

在症状发作期或疾病发生的早期,卧床休息是一种非常有效的治疗手段。

2.药物治疗

常用的药物包括非甾体抗炎药、肌松药盐酸乙哌立松、缓解神经痛的药物普瑞巴林、脱水药物甘露醇、营养神经的药物甲钴胺、外贴的消炎止痛膏药等。

3.物理治疗

常见的物理治疗有运动疗法、牵引推拿按摩微波治疗、电刺激治疗等,对部分患者可明显改善症状。

4.硬膜外封闭与注射

通过穿刺针往神经受压部位直接注射药物,见效快,有的患者可短期改善腰腿痛或间歇性跛行,有的患者长期有效。但需要警惕腰椎穿刺有感染风险,多次腰椎穿刺可导致局部粘连。

5.支具辅助

合适的腰部支具可以防止腰椎的过度活动和加强脊柱的稳定性,可以改善疼痛和增加步行距离。但需注意长期使用腰部支具会导致肌肉萎缩。

6.其他治疗

中医药及针灸也是十分有效的治疗方式。此外,健康的生活方式也十分重要,可以预防疾病复发和减缓疾病进展,比如生活和工作中避免久坐久站,通过合适的方式锻炼腰背肌,坚持适当的体育锻炼。

(七)手术治疗

1.传统椎板间开窗减压术

患者全身麻醉,取俯卧位,进行常规消毒铺巾,C型臂 X 线机透视确定位置。以责任节段的腰椎棘突为中心点,在脊柱中线切开 3~4 cm 的纵向切口,逐层切开皮肤、皮下组织及腰背筋膜,暴露责任节段椎板,确定狭窄侧的椎间隙,刮除间隙黄韧带附着的连接点,咬除责任节段,暴露黄韧带止点。切除部分椎板和增生黄韧带,咬除部分增生的关节突,对硬膜囊和神经根进行减压。减压范围和程度依据术者经验决定,直至硬膜搏动良好,神经根松弛压迫解除。最后使用大量生理盐水反复冲洗术口,确定无误后,切口放置负压引流管,逐层缝合,无菌敷料覆盖。

2.全内镜下单侧入路双侧腰椎椎管减压术

患者麻醉后,取俯卧位,C 型臂正位透视下确定责任节段椎间盘间隙,做好标记,常规消毒铺巾,取责任间隙间盘水平旁开棘突中线 2~3 cm 处为穿刺点切开约 0.8 cm 切口(选择临床症状较重的一侧,若两侧临床症状相似,则选择影像学表现狭窄较重的一侧),铅笔芯垂直穿刺至责任椎板间隙,透视确认位置良好,放入工作通道,连接内镜成像操作系统,打开光源,置入内镜,在持续生理盐水灌洗下,使用双极射频及髓核钳分离显露镜下结构,识别同侧关节突内侧缘的骨质,放入环锯,使用环锯切除部分下关节突尖端内侧缘,向头侧环除下关节突内侧缘至黄韧带附着点,将工作通道倾向椎板及棘突根部交界并环除,向对侧下关节突继续环除至冠状面及头侧黄韧带附着点,再环除对侧上关节突至黄韧带尾侧附着点,最后回到同侧,环除上关节突内侧、下位椎体椎板上缘及根部至黄韧带附着点,见黄韧带松弛、游离,枪钳切除边缘未分离黄韧带,使用髓核钳取出游离的黄韧带,探查椎间盘,若合并椎间盘突出,则使用髓核钳彻底摘除突出的椎间盘髓核组织。最后探查见双侧神经根及硬膜囊减压充分后,使用射频电凝仔细止血,取出工作通道,单针缝合切口。

第三节 椎 体 滑 脱

一、概述

椎体滑脱是指椎间骨性连接异常,发生上位椎体与下位椎体表面部分或全部滑脱,其中腰椎滑脱最为常见。发病男性多于女性,常见部位是第四至第五腰椎和第五腰椎至第一骶椎。

腰椎滑脱是指 2 个相邻椎体发生向前或向后的相对位移。根据发生滑脱的原因,可分为椎弓发育不良性腰椎滑脱、椎弓峡部裂性腰椎滑脱、退行性腰椎滑脱、创伤性腰椎滑脱、病理性腰椎滑脱和医源性腰椎滑脱。临床上以椎弓峡部裂性腰椎滑脱和退行性腰椎滑脱多见。

椎体滑脱程度分级(Meyerding 分级)如下。

(一)Ⅰ度

椎体向前滑移程度不超过椎体中部矢状径的 1/4。

(二)Ⅱ度

椎体向前滑移程度超过椎体中部矢状径的 1/4,但不超过 2/4。

(三)Ⅲ度

椎体向前滑移程度超过椎体中部矢状径的 2/4,但不超过 3/4。

(四)Ⅳ度

椎体向前滑移程度超过椎体中矢状径的 3/4。

二、病因与病理

(一)遗传因素

峡部裂发生有一定遗传倾向,分为种族倾向性和家族倾向性。①种族倾向性:美国阿拉斯加州的爱斯基摩人中峡部裂的发病率很高,而其他地方美国人发病率很低。②家族倾向性:峡部裂患者的亲属发病率较高。峡部裂常伴发其他腰骶部畸形,如过渡性腰骶椎、隐性脊柱裂等,可能源于同一遗传发育异常。

(二)创伤因素

虽然腰骶连接部力学结构非常稳定,但在局部性的强大前后向或后前向暴力作用时,引起剪切力及扭矩剧增,可导致小关节突和横突骨折,弯矩增加不多,故峡部骨折少见。作为腰椎应力集中区,峡部相对狭窄薄弱,峡部损伤常发生在较强屈伸应力的反复作用下。一旦发生应力骨折不易愈合,可吸收分离而造成峡部断裂,也可因不断骨折不断愈合而使峡部延长。这种慢性损伤在运动员和舞蹈演员中多见。

(三)退变因素

正常第五腰椎至第一骶椎间的椎间盘连接,亦有防止向前滑脱的作用。椎间盘退行性变,使椎间隙失去稳定。也是使上位椎体易于向前滑脱的因素之一。

当第五腰椎峡部不连接及第五腰椎至第一骶椎间的椎间盘发生退变时,即可发生第五腰椎向前滑脱。脊椎滑脱之后,人体为代偿这种向前滑脱而将身体重心向后移这使得背伸肌紧张以使腰椎向后。但结果又使骨盆向前倾斜,增加腰前凸及腘绳肌紧张,从而又增加了滑脱间隙的滑移张力。

(四)其他因素

其他因素还包括全身性或局部性病变、医源性因素等。

三、临床表现

(一)症状

脊椎滑脱不一定都有腰痛症状,由于滑脱多在青春期形成,而未被检查出,此后因其他病而发现脊椎滑脱者亦不少见。亦有慢性腰痛史,至中年后才发现滑脱者,而此时已无症状。

有症状者,一般为慢性下腰痛,在 20 岁后常因工作劳累或轻微损伤后发生,开始在直立或用力时腰痛,弯腰活动则症状缓解,以后痛为持续性,劳动、弯腰、伸腰等用力均痛,甚至休息时亦痛。向臀部放射痛是常见的,或放射至大腿后面,可能由脊神经支受刺激所致,真正沿坐骨神经放射至小腿者少见。成年人的退变性腰椎滑脱常伴有明显的坐骨神经痛,这类患者通常在 50 岁以上,女性多于男性,有些患者还可伴有间歇性跛行。

(二)体征

患者站立时腰生理性前凸增加,在先天性脊椎滑脱严重者,腰前凸明显。而骶骨因骨盆向后旋而突出,背伸肌紧张,下部有腰痛,第五腰椎棘突及其上下韧带常有压痛,第五腰椎棘突后突而第四腰椎者在前,形成台阶状。腰部伸屈活动可减少,直抬腿多不受限,下肢的感觉、肌力及反射正常。有神经根受压症者,可根据感觉、肌力及反射的改变来定位。

四、辅助检查

(一)X 线检查

X 线检查除了观察脊椎的滑脱部位和限度,还要确定滑脱节段的稳定性,这对判断病情和治疗选择十分重要。对于不稳定患者的 X 线检查,在侧位片上测量滑脱限度的变化和下终板间夹角的变化,滑脱变化≥3 mm 称为矢状面水平不稳定,角度变化≥15°者称为矢状面旋转不稳定,多数情况二者并存。另外,椎间隙的高度也是一个重要指标,主要反映椎间盘退变、塌陷的限度。

(二)CT 检查

退行性滑脱时,常见椎管前后径狭窄、侧隐窝狭窄和小关节退变。冠状位和矢状位 CT 重建可以清晰地显示神经根在椎管内外是否受到骨组织或者软组织压迫。CT 检查应采用薄层扫描以充分显示峡部,可观察到以下峡部裂征象。

(1)峡部裂隙及双关节征:峡部骨质不连表现为峡部低密度带,宽窄不一,走行方向不定,呈锯齿状。双关节征是由于椎弓峡部裂断面形似关节间隙,并列于关节突关节的内侧,如同 2 个小关节。

(2)双边征:为滑脱椎体后下缘与下一椎体后上缘出现在同一断层上。

(3)双管征:峡部裂时,滑脱水平椎管前后径增大呈双管状,硬脊膜囊亦因前后径增大呈纺锤形。除此之外,可见滑脱椎体后下缘及下一椎体前上缘对称性突出的椎间盘纤维环影像。

(三)MRI 检查

MRI 检查被认为是目前检查脊髓和神经无创手段的金标准。除此之外,应该注意在 MRI 检查中观察邻近节段,尤其是上位间盘的退变情况,对于评估腰椎的整体状态、融合节段的选择,具有重要意义。

(四)椎间盘造影检查

应用椎间盘造影可判断滑脱椎上下位椎间盘是否变性及其是否为疼痛的来源。注入造影剂后出现腰部剧痛及显示纤维环破裂者,即为椎间盘退变的部位和引起腰痛的原因,以此来决定减压及融合的节段。

五、诊断

根据患者的临床表现,结合 X 线检查等辅助检查手段,容易做出诊断。应特别注意腰腿痛的鉴别诊断,诊断内容包括是否有滑脱,滑脱程度、分类、趋势等。

六、非手术治疗

患者症状较轻时可以采取保守治疗。

(一)减少负重及腰部活动

患者应减少腰部旋转、蹲起等活动,可行低强度有氧运动锻炼,肥胖者减轻体重以减小对不稳节段的剪切应力。

(二)物理治疗

物理治疗包括超声、热疗和按摩等一般的物理治疗。腰腿痛症状缓解后可行腹部屈曲式等张收缩训练。

(三)其他治疗

退变性滑脱者应关注骨质疏松问题,其他可采取适当牵引、非甾体抗炎药等方法。峡部局部封闭治疗也可缓解症状。

七、手术治疗

(一)腰椎侧前方入路椎体滑脱复位手术

患者全身麻醉,采取卧位,将腰椎保持略屈曲状态,在腹前左外侧壁平行第四腰椎或第五腰椎椎间隙投影做 4 cm 皮肤切口,钝性分离,由内推开腹膜后壁,钝性分离髂血管外壁,腰椎前外侧置于深部拉钩,由内牵开血管、腹膜内脏器,拉开腰大肌和交感神经,充分暴露血管和腰大肌间手术节段。采用 C 型臂 X 线机检查第四或第五腰椎椎间隙,并切开间盘纤维环、摘除髓核、松解椎间隙,仔细探查避免髓核组织遗漏,多次确认椎间隙撑开高度及第四腰椎椎体复位。合理利用由前到后推压力量进行再次复位,放置第四腰椎下终板自锁嵌片,缝合切口后消毒创口,手术结束。

(二)斜外侧入路联合后入路钉棒系统腰椎融合术

患者全身麻醉后,于前左外侧壁与病变椎间隙体表投影平行处做皮肤切口,依次钝性分离腹外斜肌、腹内斜肌,以及腹横机,将腹膜后壁向内推开,并用手指轻柔髂血管前缘,在脊柱前外侧放 1 个深部拉钩,向内拉开血管和腹膜内脏。然后辨认脊柱外侧的腰大肌和交感神经并进行分离,然后再放 1 个深部拉钩向外牵开,使手术节段被充分暴露。通过 C 型臂 X 线机透视进行病变定位后行椎间盘切除。使用撑开器将椎间隙撑开,从椎间隙侧方入路,刮除椎间盘。放入试模后选取较为合适的融合器,并填入同种异体骨,将大小合适的 Cage 植入椎间隙内后关闭切口;再变换体位成俯卧位,在椎间隙上位和下位椎弓根处经皮置入椎弓根钉,螺帽拧紧后结束手术。

(三)椎间孔镜下椎间植骨融合内固定术

在全身麻醉下,患者取俯卧位,于后路做 1 个长度为 3~4 cm 的小切口,用软组织扩张器开放一个工作通道,并放置于上位椎板下缘,置镜观察,持续以生理盐水冲洗,术野镜下用消融电极止血,转动工作通道,用射频消融暴露黄韧带及关节突关节,用磨钻将上位椎板下缘及关节突关节部分磨除,暴露黄韧带外侧止点,用枪钳咬除黄韧带止点的骨质,用蓝钳咬除部分黄韧带,可充分暴露神经根,用剥离子探查椎间隙,用髓核钳将突出髓核组织摘除,逐级用铰刀通过椎间隙,除净纤维环及椎间隙内的髓核组织,刮刀刮除终板软骨,直至软骨下骨渗血,沿工作通道将同种异体骨骨粒植入椎间隙并压紧,使椎体前 1/4~1/3 处充满,在植骨部位放置大小合适的椎间融合器;沿后路正中旁约 1.5 cm 处四周做 4 个长约 1.0 cm 的小切口,放置椎弓根螺钉,在 C 型臂 X 线机引导下,观察复位效果,待满意后进行创面冲洗,逐层缝合,手术结束。

第四节　脊柱不稳症

脊柱不稳症不是具体的某种疾病,而是多种脊柱疾病的某些共同临床表现及影像所见。脊柱不稳症被认为是在无新损伤的情况下,生理性负荷引起椎间关节异常活动显著的一种状态。临床上不稳定的脊柱过度活动可导致疼痛、潜在的脊柱进行性畸形,以及神经组织受压迫损伤的危险。

一、颈椎不稳症

(一)概述

颈椎的稳定性是由其各组成部分共同完成和维持的。颈椎的稳定性既取决于椎骨结构形态的完整和椎间盘生理功能的正常,又依赖于韧带、肌肉、关节囊、筋膜的协同作用,其中任何环节遭到破坏都可导致颈椎稳定性的丧失。

由各种原因导致颈椎活动节段的刚度降低,引起颈椎运动节段稳定性降低,在生理载荷下即出现过度活动或异常活动,并由此引发一系列相应的临床症状,称为颈椎不稳症。寰枕关节或寰枢关节的颈椎不稳称为上颈椎不稳,第二颈椎以下的颈椎不稳称为下颈椎不稳。

(二)病因与病理

1.退行性变

椎间盘的退变常被认为是颈椎退变的原始因素,椎间盘退变导致椎间盘髓核的含水量降低,椎间盘高度丢失,造成前、后纵韧带的预张力下降,从而使颈椎的关节稳定性下降。生理状态下,椎体在不可压缩的髓核上完成屈伸运动,当充分屈伸时,运动支点经过髓核后方,关节突关节对运动起限制作用。如果椎间盘发生退变,颈椎屈伸运动将变得不规则,运动支点后移,严重时支点可经过关节突关节,使关节突在屈伸时受到严重损害。椎间盘退变还可使相邻椎体间高度降低,小关节囊松弛。此后,椎间小关节首先从不等距离的错位发展到半脱位,可造成关节囊和关节周围软组织的损伤。

2.外伤

颈椎外伤可直接对颈椎的结构造成可逆或不可逆的破坏。常见的颈椎损伤有过度屈曲扭伤、单侧及双侧小关节脱位和骨折脱位、颈椎压缩性骨折及颈椎爆裂骨折等。外伤所致的急性颈椎不稳多在中柱损伤并伴有后纵韧带及纤维环的破裂时出现。单纯的前柱损伤,可存在潜在的颈椎不稳。此外,不同年龄段的脊柱外伤后出现不稳的概率也不尽相同。

3.炎症

咽部及上呼吸道炎症,有时可引起颈椎椎节周围的韧带及关节囊的松弛。类风湿关节炎则多累及寰枢椎及下颈椎的滑膜组织,相应椎节间不稳定的发生率很高。感染引起的脊柱不稳多见于结核,以前柱和中柱的破坏为主,较少侵及后柱,病变侵及椎体、椎间盘及韧带结构可直接造成相应椎节不稳,严重时可形成明显畸形。

4.肿瘤

脊柱肿瘤亦可破坏骨质引发颈椎不稳。颈椎肿瘤可分为原发性肿瘤和继发性肿瘤,原发性肿瘤常见的有血管瘤、多发性骨髓瘤等。转移瘤导致的颈椎不稳多取决于转移部位及骨质破坏的程度。

5.其他因素

一部分先天性畸形仅有潜在不稳倾向而终生不发病,齿突先天性游离也可因外伤的作用而产生寰枢椎不稳或脱位。脊柱的各种减压手术虽可切除占位病变并解除对脊髓、神经根的压迫,但却使脊柱赖以获得稳定的结构受到不同程度的破坏,可能引起医源性颈椎不稳。

(三)临床表现

1.上颈椎不稳

(1)枕颈不稳:外伤引起者多表现为枕骨相对寰枢椎的向前脱位。一般认为是由强大暴力所造成的广泛韧带断裂引起。肿瘤、结核引起患者除表现有肿瘤的疼痛症状或结核的中毒症状外,多喜手托颈部,颈肌有不同程度痉挛,头偏向一侧,活动受限。多数患者有神经症状,多表现为四肢椎体束征阳性,肌张力增高,反射亢进等,以下肢为重,行走时不稳,似有踩棉花感。上肢主要表现为手部精细动作障碍。四肢可有麻木、疼痛及过敏等感觉障碍症状。多有位置觉及振动觉减退,晚期则出现痉挛性瘫痪。

(2)寰枢不稳:颈部症状可为被迫体位,呈僵硬状,患者多取卧位,不愿多活动头部。枕颈部有痛感。神经系统症状多表现为四肢锥体束征。上肢主要表现为手部精细动作障碍。下肢肌张力增高、膝反射和跟腱反射亢进、步态不稳。感觉障碍有四肢麻木、疼痛及过敏。位置及振动觉多减退。霍夫曼征多为阳性,有时可引起巴宾斯基征等病理反射。

2.下颈椎不稳

(1)颈部症状:患者颈部不适、僵硬、活动受限及颈部疼痛。

(2)神经根刺激症状:神经根支配区反射性疼痛或放射性疼痛,感觉异常或肌肉萎缩、肌力下降,臂丛神经牵拉试验阳性,椎间孔压迫试验阳性。

(3)脊髓损害:患者双下肢或四肢无力,步态不稳,腱反射亢进,严重者可有大小便功能障碍。

(4)交感神经受损症状:患者出现头晕、头痛、耳鸣、视物模糊,伴恶心、一过性高血压和心动过速等症状。

(5)椎动脉受累症状:由于颈椎不稳,颈部旋转,屈曲位置改变而诱发椎基底动脉供血不足,出现头痛头晕,甚至晕厥。

(四)辅助检查

1.X 线检查

颈椎不稳症 X 线检查常表现为颈椎正常生理曲度消失或反张、椎间隙狭窄、椎管狭窄、椎体后缘骨赘形成,在颈椎的过伸过屈位片上还可以观察到颈椎节段性不稳定。

2.CT 检查

CT 检查可更清晰地观察到颈椎的增生钙化情况,对于椎管狭窄、椎体后缘骨赘形成具有明确的诊断价值。

3.MRI 检查

MRI 检查可以清晰地观察到椎间盘突出压迫脊髓,常规作为术前影像学检查的证据用以明确手术的节段及切除范围。

4.椎基底动脉多普勒检查

椎基底动脉多普勒检查用于检测椎动脉血流的情况,也可以观察椎动脉的走行,对于以眩晕为主要症状的患者来说鉴别价值较高。

5.肌电图检查

肌电图检查适用于以肌肉无力为主要症状的患者,主要用途为明确病变神经的定位,与侧索硬化、神经变性等神经内科疾病相鉴别,但对检查条件要求较苛刻,常常会出现假阳性结果。

(五)诊断

主要根据病史、临床表现,以及临床相关辅助检查综合判断确诊。

(六)非手术治疗

1.牵引治疗

通过牵引与反牵引的平衡,使头颈部相对固定在生理曲线状态,使颈椎曲线异常的现象逐渐改变,但其疗效有限。仅适用于轻度神经根型颈椎病患者,急性期禁止牵引,以防止局部炎症和水肿加重。

2.物理治疗

物理治疗包括红外线疗法、直流电碘离子透入法及音频电疗。红外线疗法,通过神经反射和体液机制使肌肉和皮下组织升温,缓解痉挛和降低纤维结缔组织张力。直流电碘离子透入法,利用有极直流电和碘的作用,使组织蛋白吸水、瘢痕软化,粘连松解。音频电疗,刺激粘连的纤维组织,使其活动而逐渐松解,促进局部的血液循环,改善营养、代谢,使粘连松解、瘢痕软化。

3.药物治疗

患者初期症状不明显,不严重的情况下可以采取药物治疗。口服补益肝肾、强筋健骨,以及活络止痛的药物等,可改善患者颈椎疼痛等不适症状。需要注意的是不能超量服用,尤其是高血压或心脏病患者,应当在医师的指导下谨慎服用。

4.其他治疗

对有神经刺激或压迫症状者可以采用各种有效的脱水剂,对呼吸困难者可行气管切开,对感觉障碍者应注意预防压疮等并发症。

(七)手术治疗

1.后路钉板系统枕颈融合术

于患者枕颈部正中线做纵向切口,长度由枕骨粗隆至第三颈椎棘突,暴露枕骨鳞部、枕大孔后缘、枢椎椎弓,寰椎暴露至后结节外侧 1.5 cm,枢椎暴露至两边侧块外侧。为显露出枢椎椎弓根的上面和内缘需用神经剥离子将 C_2 神经根和静脉丛挑起。枢椎椎弓根螺钉进钉点位于枢椎下关节突根部中点,先用高速磨钻在骨皮质做一开口,为避免损伤椎动脉应将手锥调整为内斜 15°、上仰 30°沿椎弓根的内上部分骨皮质下进入到枢椎侧块的深部,攻丝后将直径 3.5 mm,长 24~28 mm 的椎弓根螺钉拧入。将枕颈固定板预弯成 105°~135°,使枕颈融合术后的患者视线保持水平。将椎弓根钉末端的螺杆套进板尾端的椭圆形孔,用

3 枚长度为 8~12 mm 的螺钉将固定板枕骨部分固定于枕骨鳞部。将椎弓根钉末端螺杆上的螺母拧紧，旋入螺母的时候便可利用固定板的预弯角度使枕骨及寰椎向后上方移位，如此使得寰枢关节复位。C 型臂 X 线机透视颈椎侧位片，确定各螺钉位置良好。用磨钻将枕骨鳞部、寰椎后弓、枢椎椎板及棘突表面打磨粗糙以作植骨用。在髂后上棘处取适宜大小的三面皮质骨置于枕骨与枢椎棘突之间，植骨块尾端修剪成燕尾状开口与枢椎棘突镶嵌，掏取部分松质骨放置在植骨块周围。生理盐水反复冲洗伤口后逐层缝合切口。

2.钉棒系统枕颈融合术

同后路钉板系统枕颈融合术暴露手术视野后，置入 2 枚枢椎椎弓根万向螺钉。根据枕骨曲度对枕骨板进行预弯，将预弯后的枕骨板紧贴于枕骨隆突。用保护钻头钻孔、测深、拧入枕骨螺钉 3 枚。将 2 根合适长度的棒预弯成 105°，棒的两端与枕骨板和枢椎椎弓根上的螺钉相连，先将枢椎椎弓根螺钉的钉帽拧紧，下压枢椎棘突使脱位复位后将枕骨板上的螺钉钉帽拧紧。C 型臂 X 线机透视颈椎侧位片确认钉棒位置良好、寰枢椎复位满意后进一步固定螺帽。植骨后缝合伤口。

3.寰枢椎植骨融合术

患者取俯卧位，头架支撑固定头部，行颅骨牵引术，使头部略微后伸，颈部自然伸直，取头高脚低状以对抗牵引，持续颅骨牵引。起始牵引质量为 3 kg，在 C 型臂 X 线机透视下逐渐增加重量，牵引的同时进行术中电生理检测，寰枢椎复位或基本复位时维持此重量，最大牵引质量不超过 10 kg。

术区常规消毒铺巾，贴护皮膜，取枕外隆突向下沿后正中线做 6~9 cm 切口，依次切开皮肤、皮下组织及项韧带等，沿棘突两侧做骨膜下钝性剥离，有效显露第一颈椎后弓及第二颈椎椎板，切断第一至第二颈椎棘间韧带。神经剥离子探查寰椎侧块内外缘，注意保护椎动脉、C_2 神经及邻近静脉丛。寰椎侧块螺钉进钉点取第一颈椎后弓与侧块背面的连接处，用探子沿侧块长轴轻轻进入，深度为 21~23 mm。用探针小心探查钉道周壁及底部，置入定位针并用 C 型臂 X 线机透视定位。满意后拔出定位钉，拧入合适长度、直径侧块螺钉。第二颈椎椎弓根螺钉进钉点取下关节突根部中点，用开口锥沿椎弓根走行小心深入，探针探查满意后置入定位钉，透视位置满意后小心拧入合适长度、直径椎弓根螺钉。置钉后再次透视确认位置满意后，适度预弯钛棒，螺钉提拉并固定，C 型臂 X 线机透视复位满意。大量生理盐水冲洗后，小心应用磨钻对植骨床（第一颈椎后弓及第二颈椎椎板）打磨使新鲜化，植骨床最底层先植以松质颗粒骨，再植入合适长度及大小的自体髂骨块,最后再以松质颗粒骨覆盖,呈三明治样植骨。切口内置压不闭引流管1根,逐层关闭手术切口。

二、腰椎不稳症

(一)概述

腰椎不稳症是指腰椎椎节在正常生理负荷下不能保持固有的序列关系而发生异常活动,以及由此产生的一系列病理过程和临床表现。随着对该病认识的加深,临床发现相当一部分患者的腰痛是由不同原因造成的腰椎不稳症所引起,该疾病已成为脊柱外科的常见病。

(二)病因与病理

1.腰椎退行性变

腰椎退变是腰椎间的组织发生退行性变。当髓核与纤维环含水量下降后,其体积迅速缩小,椎体间隙变窄,与周围组织之间的位置发生改变,尤其是椎间盘变薄,前纵韧带、后纵韧带可发生松弛,与之相关的随意肌也发生退变。当躯干前屈或后伸时,由于无力制约椎体的正常弧形运动而松动,使椎体过度前移或后移而呈现影像学的阶梯状改变。这种活动和改变会触发疼痛感受器,从而引起患者腰酸腰痛。

2.医源性因素

椎旁肌群及其他纤维结构及其椎节本身的任何解剖结构,都是维持腰椎稳定的结构。腰椎的任何手术都会或多或少的破坏了这些腰椎的重要组织,从而引起椎体失稳。

3.外伤

急性外伤可导致腰椎椎体骨折或峡部骨折,从而引起下腰椎不稳。

4.腰椎肿瘤或感染

腰椎肿瘤或感染可能会导致骨破坏或椎间隙高度丢失,引起下腰椎不稳。

5.内分泌异常

内分泌异常容易造成骨质疏松,引发关节韧带及关节囊松弛、弹性降低,导致腰椎关节不稳,从而出现腰痛。

6.其他原因

其他原因比如家族遗传、肥胖体型、神经源性及精神因素等。

(三)临床表现

1.症状

下腰部酸胀、无力,站立或行走时间过长后更为明显,因此患者多喜站立时将身体靠在墙壁等,以减轻腰部负重。患者通常有慢性腰痛史,有明显诱因时可急性发作。患者的一般性腰痛轻重不一,持续时间较短,通过休息症状可缓解。如果椎节的松动限度较大,则易使脊神经根易受牵拉而出现根性放射性疼痛症状,但平卧后症状立即消失或明显减轻。疼痛可由下腰部和臀部向腹股沟及腿部放射,但很少放射至膝以下,咳嗽及打喷嚏时腹压增高不会使疼痛加剧,但有时因椎体间的异常活动引起疼痛。患者由于椎节松动及疼痛而不敢弯腰,且可在腰椎从前屈位转为伸直位时出现类似半月板时的交锁征而将腰椎固定在某一角度,需稍许活动方可"开锁"而恢复正常。

2.体征

患者存在腰椎不稳时,站立位骶棘肌紧张呈条索状,而俯卧位时其硬度明显下降。患者腰部前屈过程中可表现为代偿性髋前屈或突然地髋关节抖动,对于一个稳定性明显降低的椎节,患者体位改变过程中会伴有明显的疼痛感。

(四)辅助检查

1.X 线检查

(1)常规腰椎 X 线检查:可观察到小关节、棘突排列不对称,小关节增生、肥大、半脱位,以及椎间隙狭窄等异常。小关节的改变常与椎间隙狭窄同时存在,因为椎间隙狭窄使小关节承受的压力增加,容易受到损伤和产生疼痛。

此外,还可观察到牵张性骨刺,一般多位于椎体前方或侧方,呈水平方向突起,基底部距椎间盘外缘约 1 mm。这是由于腰椎不稳时相邻椎体出现异常活动,椎间盘纤维环的外层纤维受到牵张性劳损所致。小的牵张性骨刺意味着有腰椎不稳存在,而大的牵张性骨刺仅提示该节段曾经有过不稳。当腰椎重新获得稳定后,牵张性骨刺可逐渐消失。

(2)动力性摄片:相邻椎体间的相对移位异常增加,是腰椎不稳的重要表现之一。常规腰椎 X 线检查是在患者不做伸屈活动时的直立位拍摄的,由于骶棘肌的紧张及运动节段的静止,退变节段椎体间后缘相互位置的变化很难表现出来,此时需采用腰椎完全屈曲和伸展时的动力学观察。动力性 X 线摄片及测量技术的不断改进有助于腰椎不稳症的诊断。

2.CT 检查

CT 检查能更详细地显示 X 线平片所见到的退变征象外,还可清楚地显示一些与神经根和马尾神经压迫有关的改变,包括关节囊钙化、黄韧带肥厚、神经根管狭窄、侧隐窝狭窄、椎管变形或狭窄等,这些征象有助于解释临床症状和体征,以及 X 线征象不符的问题。

3.MRI 检查

MRI 检查在评价脊柱不稳时有特殊的优越性,主要包括能够判断椎体滑脱的诊断和分度,了解椎管是否狭窄及其程度,了解腰椎是否有侧凸、成角及其方向,显示椎间盘、椎间关节退变的程度和范围,显示脊髓有无受损及其性质和范围,可显示影响脊柱稳定性的脊柱周围软组织,必要时可同时进行脊柱动力位成像。

(五)诊断

结合患者临床表现与辅助检查,即可诊断腰椎不稳症。其中,腰部交锁征及动力性摄片对本病具有重要的诊断价值。

(六)非手术治疗

1.休息、制动

患者应增加休息时间,避免腰部的旋转及屈曲动作,也可以通过佩戴腰围制动,限制腰部异常活动。

2.腰背肌肉锻炼

鼓励患者坚持进行腰背肌肉功能锻炼,同时可以训练脊柱前后肌群,强有力的腰背肌肉在一定程度上可以维持并恢复腰椎的稳定性。

3.控制体重

肥胖患者通过合理的运动方式控制体重,可以减轻脊柱的负荷,缓解腰椎不稳。

4.物理治疗

理疗的方式有很多,如电刺激、针刀等。理疗可舒缓肌肉痉挛,减轻脊柱压力,同时可促进炎症吸收,缓解症状,大多数腰椎不稳症的患者经过积极的保守治疗后症状可获得有效的缓解。

(七)手术治疗

1.斜外侧腰椎椎间融合术

患者取右侧卧位,腋下放置垫卷,保护腋下神经血管,两臂之间放置衬垫,以使双臂悬吊在中间位置。腰腹部垫卷垫高,C 型臂 X 线机透视下定位手术节段,于目标椎间盘中线前 5 cm 做纵向切口,切开皮肤、逐层切开分离皮下脂肪,直到腹部肌肉层。使用 Kelly 钳钝性分离腹外斜肌、腹内斜肌及腹横肌纤维,显露腹膜后脂肪。用示指清扫腹膜组织,感受输尿管和椎体前方腰肌前部的腹膜后脂肪。使用纱布剥离子清扫前方的软组织,在手指保护下将探针置入腰肌前部前方或腰肌前部中椎间隙,探针进入椎间盘的位置比中点稍靠前。使用扩张器套件撑开腹部肌肉纤维至通道直径达到 22 mm,选择合适型号牵开挡板并安装到外侧扩张器的基底部,在一侧牵开挡板上置入稳定螺钉。安装并固定自由臂,移除扩张套管并透视确保牵开器组件位置正确。将照明系统安装到牵开挡板上,使用尖刀切开纤维环,用枪钳和髓核钳清理椎间盘组织,松解对侧纤维环上下两端,彻底松解椎间隙。仔细清理上、下软骨终板,显露骨性终板,使用置入物试模撑开椎间隙,直到椎间隙被撑开到足够高度,以及椎间孔被扩大到满意的大小,选择提供 6°前凸、大小合适的椎间融合器,在透视下将其置入椎间隙,正侧位透视确保融合器处于正确位置,生理盐水冲洗并逐层缝合切口。患者俯卧于腰桥上,常规消毒铺巾后,于棘突旁开 2.5 cm 做纵向切口,切开腰背筋膜,显露多裂肌。自肌间隙显露双侧小关节突,透视下准确置入椎弓根钉,选择合适长度的固定棒,塑形后安装到椎弓根钉上,锁紧尾帽。再次使用生理盐水冲洗切口,充分止血后逐层缝合。

2.后路腰椎间融合术

(1)体位:采用俯卧位,腹部下垫 U 形或八字形垫,避免腹部受压,以减少出血术中需拍片或透视,注意要使腰部置于手术床的可透视位置。

(2)显露:后路中线切口,按常规显露施术节段的椎板和小关节,两侧至椎弓根螺钉植入区域,应避免破坏关节囊和周围韧带组织。切除待融合节段的部分椎板和小关节突的内侧部分,以显露硬膜囊和侧部纤维环。

(3)椎管减压:对于合并椎管狭窄的患者,此时可进行扩大椎管减压术,切除厚的黄韧带或关节突增生部分,消除对硬膜或神经根的压迫。

(4)切除椎间盘:使用特制的神经拉钩将硬膜及神经根向中线牵开后,尖刀在一侧的纤维环上小心切开,按常规方法用髓核钳摘除椎间盘软组织碎片或突出至椎管内的椎间盘碎片,此时不必强求完全去除椎间盘组织,可待随后撑开椎间隙、暴露清楚后再进行彻底清除。

(5)撑开植入空间:使用特制的撑开器逐步施行撑开,直到植入空间恢复合适的高度、椎间孔恢复张开状态。需强调的是,在 T 形手柄上应先装上较小撑开器(一般从 7 mm 开始),按扁平面与终板平行的方向插入,旋转 90°以撑开植入空间,取下手柄。按同样方法在对侧插入>1 mm 的撑开器。如此循环,逐渐撑开。

此过程应注意小心操作,避免过度撑开,以免使周围纤维环等软组织张力降低,植入融合器后发生松动。准备一侧植入空间时,另一侧的撑开器仍留在椎间隙,以维持撑开的高度。如已植入椎弓根螺钉,在此阶段可安装连接杆,协助维持撑开状态,可使操作更为简单。

(6)预备植入空间:①清除残留椎间盘。在一侧撑开器维持撑开的状态下,使用侧面刮匙插入对侧椎间隙并用力双向旋转,以切除剩余的椎间盘组织,操作中应保护神经根及硬膜囊,以免损伤。②处理终板。使用圆形刮刀清理椎间隙剩余的软组织和覆盖在终板上的软骨层,从中部逐渐向侧方刮除,直至上下终板上的软组织刮干净为止。③对侧准备。在完成空间预备的一侧椎间插入合适的撑开器,维持高度,于另一侧重复上述步骤。

(7)扩孔:在保护套筒保护下,将铰刀插入植入空间,并双向旋转,以进一步清理上下终板间区域。

(8)填充植骨块:根据患者的生理解剖结构和治疗方案选择合适规格的融合器,将切除的椎板、棘突处理后,碎骨块填塞融合器并压实。

(9)植入融合器:将填满植骨块的融合器装到插入器上,通过保护套筒植入一侧椎间隙,至设定停止点,再将另一融合器植入对侧间隙。一般要使融合器沉入椎体后壁下 2～5 mm,以免进入椎管内刺激或损伤神经根。

(10)椎弓根螺钉内固定:施行椎间融合器融合术的同时,附加后路椎弓根螺钉固定,腰椎稳定性则大为加强。此外,尚可以借助椎弓根螺钉的支撑作用撑开椎间隙,便于预备融合器的植入空间,最后常规缝合伤口。

第五节　韧带骨化症

韧带骨化症主要是韧带部位在损伤以后或者长时间受到反复牵拉以后,引起韧带痉挛及水肿,以及病情发展之后引发的韧带僵硬症。并且严重以后导致韧带的硬度逐渐增加,从而造成韧带骨化(韧带部位出现明显的硬度增加、密度增高,与骨质出现相同的密度)。韧带骨化症是一种常见的脊柱疾病,这种情况会严重影响韧带的松弛度,从而引起骨化的韧带部位有明显的疼痛。特别在关节部位屈伸、负重活动时疼痛有明显的加重,严重影响肢体的负重和屈伸活动。

一、颈椎后纵韧带骨化症

(一)概述

颈椎后纵韧带骨化症是后纵韧带发生骨化或钙化,造成椎管狭窄,刺激和压迫了脊髓和神经根,从而产生肢体的感觉和运动障碍及内脏自主神经功能紊乱的一种疾病。本病发病年龄多在 50～60 岁,男性多于女性。

根据韧带骨化的范围和形态,颈椎韧带骨化症可分为 4 个类型:①连续型,韧带连续跨越 2 个节段以上;②局灶型,骨化局限在单个椎节;③间断型,多个椎节不连续的骨化影;④混合型,含上述 2 个类型或以上者。

(二)病因与病理

后纵韧带是一个细长的结缔组织,覆盖在椎体的后方和椎间盘上,从枕骨基底部向下到骶骨,与纤维环紧密连接,但与椎体连接不紧密。脊柱的后纵韧带位于椎骨内,后纵韧带骨化病因尚不明确,多见于黄种人,与遗传代谢、外伤等因素有关。后纵韧带骨化沿纵轴生长或向椎管内生长,当发展到一定程度压迫脊髓后出现症状和体征。

(三)临床表现

1.症状

颈椎后纵韧带骨化症与颈椎椎管狭窄十分相似,其症状通常是逐渐发展并加重。因此,患者发病出现明显症状多在中年以上。患者常诉头颈痛,上下肢感觉异常、疼痛或功能障碍。当合并有胸椎和腰椎后纵韧带骨化症时,所致的椎管狭窄可出现胸腹部紧缩感和下肢疼痛。最典型的症状是步态不稳或因"腿软"无法行走,早期的症状往往是下楼困难,晚期可伴有大小便障碍。患者的病史较长,四肢和大小便功能障碍症状逐渐加重,其典型症状具体如下。

(1)一侧或双侧下肢麻木、沉重感,随后逐渐出现行走困难,下肢肌肉发紧、抬步慢,不能快走,可能会出现双脚踩在棉花上的感觉。

(2)一侧或双侧上肢麻木、疼痛,双手无力、不灵活,写字、系扣、拿筷子等精细动作难以完成,拿东西容易坠落。严重者甚至不能自己进食。

(3)躯干部感觉异常,患者常感觉在胸部、腹部或双下肢有束带感。

(4)膀胱和直肠功能障碍,如排尿无力、尿频、尿急、尿不尽、尿失禁或尿潴留等排尿障碍,大便秘结,性功能减退。

（5）严重时,患者须拄拐或借助他人搀扶才能行走,直至出现双下肢瘫痪。

2.体征

患者可出现上肢受损相应节段感觉减退,肌力下降,反射低下,其以下节段出现病理反射如霍夫曼征阳性。有截瘫表现者可出现感觉障碍平面。下肢肌张力可增高,深反射亢进,巴宾斯基征可为阳性。有括约肌功能障碍者其肛周反射减低。

（四）辅助检查

1.X 线检查

X 线检查是颈椎后纵韧带骨化症的常用检查,在颈椎侧位 X 线片上患者表现为椎体及椎间隙后方的高密度条索状或斑块状影像,因这种变化在早期有时难以察觉,X 线检查诊断后纵韧带骨化症存在较高的漏诊率。

2.CT 检查

CT 检查是诊断颈椎后纵韧带骨化症的重要手段。在 CT 扫描像上,患者可见椎体后缘有高密度骨化块突向椎管,使椎管狭窄、容积变小,脊髓和神经根受压移位变形。

3.MRI 检查

MRI 检查不是颈椎后纵韧带骨化症的常规检查,这是因为其对后纵韧带骨化块的影像显示不佳,仅能观察到它对脊髓的压迫情况。但对于术前患者而言,磁共振成像有着相当的意义。因为 MRI 检查能在直接勾画出骨化灶的同时,反映出脊髓受压后的信号变化,从而推断手术疗效与术后关节功能的恢复情况。

4.脊髓造影检查

当 CT 检查不能明确诊断时,可以考虑进行脊髓造影检查。脊髓造影能显示严重后纵韧带骨化症造成的椎管梗阻情况,对于合并存在的椎间盘突出也能显示骨化块对硬膜囊压迫的程度及脊髓受压的形态。

（五）诊断

通过询问病史,了解到患者的主要症状和可能存在的危险因素,结合影像学检查结果,分析患者是否患有后纵韧带骨化症,颈椎 CT 检查对该病的诊断有重要意义。

（六）非手术治疗

对于症状较轻,无或有轻微的脊髓压迫症状,但不影响日常生活及工作的患者,可以采取不同的保守疗法单独或联合治疗。经过保守治疗后,很多患者的症状能缓解或消失,或延缓其病情发展。

1.颈部制动

颈部制动可维持颈椎的稳定、矫正颈椎的不良位置与姿势及防止颈椎的非生理性运动。方法主要是颈围制动,2~3个月后症状多获缓解。

2.温热理疗法

温热理疗法如石蜡疗法等,对缓解局部症状有效。

3.药物治疗

非甾体抗炎药、激素类药、营养神经药等是目前较为常用的西药。非甾体抗炎药具有解热镇痛抗炎的作用,但有一定的胃肠道反应,应在医师的指导下使用;激素类药物可以迅速缓解炎症反应;营养神经药可以防止轴突变性,修复被损害的神经组织。

4.其他治疗

外敷药可缓解局部疼痛,具有温热效应与清凉效应的膏药都可显效。此外,还可以选择甘油果糖、甘露醇等脱水药,可脱水消炎,缓解神经根水肿。

(七)手术治疗

1.颈椎前路椎体骨化物复合体前移融合术

患者麻醉后,取仰卧位,颈部维持于后伸位,常规消毒、铺无菌巾单。平第五至第六颈椎椎间隙平面右侧颈横纹做横行切口,长约 4 cm,依次切开皮肤、皮下和颈阔肌,沿血管鞘和内脏鞘间隙进入直至椎前筋膜,切开椎前筋膜直达前纵韧带,C 型臂 X 光机透视定位第五至第六颈椎椎间隙。显露第五至第六颈椎椎体,安装椎间撑开器将第五至第七颈椎椎间隙撑开,切除第五至第六颈椎与第六至第七颈椎椎间隙髓核、纤维环、终板等椎间盘组织,探查见第六至第七颈椎椎间隙髓核脱入椎管内、双侧钩椎关节增生、椎间孔狭窄,神经剥离子取出脱出的髓核组织,用刮匙去除上下终板软骨面,暴露骨性终板,创造良好的植骨创面,且用刮匙及椎板咬骨钳咬除增生的钩椎关节,扩大双侧椎间孔,彻底清理压迫脊髓、神经根的椎间盘组织和增生的骨质,充分行椎管及神经根管减压。磨钻沿第六颈椎椎体双侧边缘开槽,完整游离第六颈椎椎体,并切除第六颈椎椎体前缘骨质约 4 mm,选择合适大小的椎间融合器,嵌合于第五至第六颈椎与第六至第七颈椎椎间隙部位,椎间融合器表面略低于第五至第七颈椎椎体前缘。取出椎间撑开器,选择合适长度和大小的颈前路钢板行颈前路内固定,确定钢板的固定位置,以双侧颈长肌为界,避免钢板歪斜。螺丝钉分别固定于第五至第七颈椎椎体近上下终板的皮质骨,螺钉方向垂直于椎体表面,平行于上下终板,提拉第六颈椎椎体螺钉,见第六颈椎椎体整体向前方移位约4mm。C型臂X光机透视见椎间融合器紧密嵌合于第五至第六颈椎与第六至第七颈椎椎间隙,第六颈椎椎体前移满意,内固定植入位置良好。彻底止血后,冲洗伤口。伤口内放置橡皮引流管1根。清点敷料和器械数目清楚后,逐层关闭伤口。

2.椎管扩大成形术联合端椎椎板次全切术

患者气管插管,全身麻醉,取俯卧位,患者俯卧于U形石膏床上,常规消毒铺巾。取颈后正中入路,逐层切开皮肤筋膜,沿棘突两侧逐步剥离第三至第六颈椎椎板上附着的软组织并显露至关节突关节与椎板交界位置,同时显露第二颈椎椎板的下缘及第七颈椎椎板的上缘。标记好需要进行相关操作的位置后,在铰链侧用磨钻磨除椎板与关节突交界处的浅层皮质骨,在开门侧用磨钻磨除同样位置的浅层皮质骨与松质骨,仅保留深层皮质骨,同时继续向外显露至关节突外缘,用合适的椎板咬骨钳咬除开门侧深层皮质骨。采用同样方法处理第六至第七颈椎椎板间的连接软组织及第七颈椎椎板上缘,直至脊髓压迫得到完全解除,再处理第二颈椎与第三颈椎椎板间的连接软组织及第二颈椎椎板下缘。用椎板钳夹持椎板与棘突并轻轻由开门侧向铰链侧抬起,直至椎板打开合适的角度,此时需尽量避免铰链侧皮质骨断裂。选择合适的异形钢板放置在开门侧的椎板和关节突之间,分别用2枚螺钉将异形钢板再次固定在椎板和侧块上,完成单开门椎管扩大成形术。探查脊髓搏动情况,椎板及关节突边缘用小的刮匙进行处理。充分冲洗并止血处理,放置引流管,逐层缝合切口。

二、胸椎黄韧带骨化症

(一)概述

胸椎黄韧带骨化症是常见的脊柱病变,在下胸椎最为常见,是胸椎椎管狭窄的重要病因之一。黄韧带位于椎管内,协助椎骨围成椎管,并有限制脊柱过度前驱的作用。胸椎黄韧带骨化症是胸椎部位的黄韧带发生的骨化性病理变化,会造成脊髓压迫,引起患者下肢感觉、运动异常等症状。如不及时治疗,可使脊髓受到长期、持续性的压迫,有可能造成不可逆性损害。本病多见于亚洲人,白种人中极其罕见,50~70岁发病率高。

(二)病因与病理

胸椎黄韧带骨化症的发生机制尚不完全清楚,可能与以下几个因素有关。

1.退行性改变

胸椎黄韧带骨化症多见于中老年人,同时还伴有椎体退行性改变等其他慢性退行性改变,黄韧带骨化过程为增生分化、形成软骨、血管侵入、成骨,组织病理也证实慢性退行性改变与以上骨化进程一致,提示胸椎黄韧带骨化与退行性改变关系密切。

2.内分泌及代谢异常

糖尿病等内分泌代谢疾病与胸椎黄韧带骨化症存在相关性,但具体发生机制并不清楚。国外一项动物研究显示,糖尿病小鼠较正常小鼠胸椎黄韧带骨化风险明显上升,推测可能与胰岛素生长因子诱导增生有关。在中国、韩国、日本胸椎黄韧带骨化发生率高,可能与饮食习惯有关。最新报道显示,氟及其化合物能够诱导异位骨化,从而诱发黄韧带骨化,氟及其化合物能够诱导软骨细胞钙化。

3.遗传因素

亚洲黄种人黄韧带骨化症的发生率相对更高,反映了种族遗传在该病发生中的作用。一项针对日本的胸椎黄韧带骨化、正常人群的对比研究显示,维生素D受体基因多态性成为黄韧带骨化的主要危险因素,等位基因 Bb 可能是黄韧带骨化症的致病基因。弹性纤维相关基因突变,会导致纤维异常,从而增加黄韧带骨化症发生风险。

(三)临床表现

胸椎黄韧带骨化症多表现为胸椎管狭窄而造成的感觉和运动传导障碍等一系列综合征。大部分患者起病缓慢、隐匿,病程多呈渐进性发展,少数可有诱因,如腰背部扭伤、受凉、过度劳累等。症状表现多样,病程长短不一。

胸椎黄韧带骨化症多表现为胸髓压迫症状,比如下肢肢体的麻木与无力,并有其胸腹束带感、肢体发紧等感觉异常。典型表现为患者双侧或单侧下肢的上运动神经元损害,早期仅感觉行走一段距离后,下肢无力、发僵、发沉、不灵活、步态不稳等痉挛性瘫痪症状,休息片刻后又可继续行走。随病情进展,由于脊髓背侧受压,出现躯干及下肢麻木、束带感及踩棉花感的深感觉障碍,同时出现行走困难、二便无力或失禁等括约肌功能障碍、性功能障碍等。

(四)辅助检查

1.X 线检查

典型的胸椎黄韧带骨化症 X 线表现为侧位片可见凸向椎管内部三角形骨化影,根据平片的表现可分为结节型、棘状型、线样型、鸟嘴型,其中棘状型最多,约占 65.5%,X 线检查对早期病变诊断难度较大。

2.CT 检查

CT 检查可以定位胸椎黄韧带骨化、判断严重程度。无病理改变的黄韧带表现为等密度信号,而出现骨化黄韧带 CT 表现为沿椎板凸向椎管高密度条状影,上下椎板骨桥形成,CT 检查通过分析椎管面积能够诊断椎管狭窄,国外将黄韧带钙化 CT 表现分为外侧型、弥漫型、膨大型、结节型、融合型。

3.MRI 检查

MRI 检查在胸椎黄韧带骨化诊断中具有重要意义,可显示脊髓受压程度、脊柱其他病变,是公认的该病比较理想的诊断方法。典型的 MRI 表现为受压脊髓表现为高信号,椎管内类圆形突出影,同时可能伴有脊髓水肿、变性与坏死。MRI 检查能够有效地鉴别诊断脑脊液病变、椎管病变与胸椎黄韧带骨化症。

(五)诊断

胸椎黄韧带骨化症的诊断主要依据其临床特点、影像学检查所见。

(六)非手术治疗

对于非进展、无脊髓损伤的患者,采用非手术治疗有一定的疗效。卧床休息仅仅适合无严重脊髓压迫变性的患者,甘露醇有助于减轻神经根、脊髓水肿,暂时缓解症状。非手术治疗对有症状的患者疗效较差,当然对于高龄手术耐受较差的患者,非手术疗法也可作为姑息疗法。

(七)手术治疗

1.经皮脊柱大通道内镜下手术

患者全身麻醉,取俯卧位,C 型臂机透视定位手术节段。自后背正中线责任椎间隙水平患侧旁开约 2 cm 处做长约 14 mm 切口,工作套管逐级扩张。置入工作管道及大通道内镜,连接光源和镜头。常温生理盐水通过工作管道持续灌注,大抓钳先处理通道前方软组织直至骨面。再用射频电极行视野中软组织止血,确认到达椎板间隙,用镜下动力系统行椎板开窗直至黄韧带表面,镜下确认黄韧带骨化。磨除部分关节突以行椎管扩大成形术,结合动力系统逐层磨薄骨化的黄韧带并用枪钳移除,行单侧椎板切除单侧椎管减压。若合并硬脊膜骨化,或骨化的黄韧带与硬脊膜粘连难以分离,可于骨化带四周潜行减压,直至骨化带呈骨岛状,使受压迫的脊髓有充分的空间漂浮即可。若合并双侧黄韧带骨化,动力系统打磨棘突基底与椎板结合处,采用过顶技术潜行减压棘突基底及对侧,对侧骨化较轻者直接咬除,行单侧椎板切除双侧椎管减压;对侧骨化严重者于对侧重新放置通道,行双侧椎板切除双侧椎管减压。清除黄韧带后,用神经根剥离子探查脊髓旁侧及后侧,确认脊髓及神经根压迫解除可自由搏动后,用髓核钳清理周边粘连组织,最后射频电极止血,退出内镜,注入流体明胶,缝合切口并以无菌敷料覆盖。

2.胸椎后路双侧开槽椎管扩大成形术

患者采用俯卧位,手术全程采用神经电生理监测。沿棘突做后正中切口,骨膜下剥离椎旁肌肉组织,充分显露病变节段的棘突、椎板、关节突关节及横突。用巾钳标记一个病变节段横突和关节突移行部,C 型臂机透视定位,确认手术节段无误,椎管扩大成形节段包括黄韧带骨化的上下椎板。咬除手术节段棘突,切除成形节段上位椎板部分下缘、下位椎板部分上缘及椎板间黄韧带,确定胸髓的正常边界。以关节突关节中点连线为标记线,磨转(4 mm 磨头)双侧开槽,逐层打磨先至椎板内层皮质骨,椎板及横突上预转 Arch 钢板固定孔。换 3 mm 磨头继续逐层打磨直到椎板松动,打磨过程中出现出血及时用双击电凝和骨蜡止血。带钩神经剥离子沿硬膜囊表面由下而上分离切断骨槽两侧的软组织连接。巾钳逐个提起松动的椎板,选择合适大小的 Arch 钢板预弯后双侧固定。O 型臂机术中扫描观察病变节段椎管的扩大程度,若仍存在狭窄可行进一步调整。

脊柱骨折

脊柱骨折占全身骨折的 5％～6％，多发生于脊柱活动度较大、应力相对集中的部位，以胸腰段骨折多见，另外下颈段也是较易发生骨折的部位。由于脊柱周围的结构复杂，因而骨折时常常会并发脊髓或马尾神经的损伤，严重影响伤者的劳动和生存能力。

第一节 颈 椎 骨 折

一、寰椎骨折

(一)概述

寰椎骨折多是由垂直挤压暴力引起，垂直于寰椎前后弓与侧块组成的环状结构的瞬间纵向暴力作用于 2 个侧块或寰椎前后弓与 2 块交界皮质骨薄弱处而发生骨折。寰椎骨折是一种比较少见的上颈椎损伤，常引起骨折块的分离移位。

根据寰椎骨折部位和位移可分为以下几种类型。

1. Ⅰ 型

寰椎后弓骨折，由过伸和纵轴暴力作用于枕骨髁与枢椎棘突之间，并形成相互挤压的外力所致，也可能与枢椎骨折并发。

2. Ⅱ 型

寰椎侧块骨折，多发生在一侧，骨折线通过寰椎关节面前后部，有时波及椎动脉孔。

3. Ⅲ 型

寰椎前后弓双骨折，即在侧块前部和后部都发生骨折，通常称为 Jefferson

骨折,多为单纯垂直暴力作用的结果。骨折移位特点与该部位解剖和暴力大小有关。寰椎的前后弓4处骨折是Ⅲ型骨折的基本特点,4个骨折块分别为2个侧块的外厚内薄楔状结构,作用力呈离心式分布,骨折块也常随作用力呈分离移位,即造成爆裂骨折。

4.Ⅳ型

寰椎稳定性骨折,包括寰椎椎弓单处骨折、经侧块关节面骨折及单纯横突骨折。合并齿突骨折较少见,合并横韧带断裂则更少见,而寰椎无骨折的单纯横韧带断裂者较多。

(二)病因与病理

寰椎前后弓纤细,左右侧块较厚,前后弓与左右侧块交界是骨质薄弱点。垂直外力作用于头部,如重物垂直打击头顶或高坠,枕骨髁挤压寰椎,引起寰椎骨折。后弓近侧块处的椎动脉沟是寰椎最薄弱处,当较大张力作用于寰椎,会造成此处骨折。典型Jefferson骨折是前后弓爆裂骨折,即当寰椎受到垂直外力作用时,前后弓与左右侧块交界4处薄弱点易受到压缩力和牵张力的影响发生骨折,其中前弓2处薄弱点多为受牵张外力影响,后弓椎动脉沟多为受压缩外力和牵张外力共同影响。

一般认为,颈椎前屈使寰椎前侧受力造成前弓骨折,颈椎后伸使寰椎后侧受力造成后弓骨折,寰椎左右单侧受外力作用同时伴或不伴头部旋转使头转向一侧,造成侧块骨折。颈部肌肉虽然较细弱,但寰椎骨质较薄仍可以引起牵拉性骨折。有学者发现,颈长肌收缩牵张可造成将前结节撕脱骨折,也称泪滴样骨折,是寰椎骨折的另一类型和机制。

因此,寰椎骨折机制一方面是由于寰椎骨质薄弱点受到外力直接作用导致骨折;一方面由于寰椎骨质纤薄,周围肌肉牵拉作用致撕脱骨折。

(三)临床表现

患者颈部疼痛、僵硬,头部前倾呈强迫体位,常以双手扶持头部,避免头颈部的活动。有时出现咽后血肿,但通常不会引起呼吸困难和吞咽障碍。脊髓或神经根受压比较少见,这与该区椎管矢状径大,骨折后其骨折片离心分离有关。颈部僵硬和枕下区域疼痛是寰椎椎弓骨折的主要临床表现,局部压痛限于枕粗隆下方,头部被动运动以旋转受限最明显。如第二颈神经受累时,患者感觉枕部疼痛,颈肌痉挛,颈部活动受限,若伴脊髓损伤,可有运动感觉丧失,损伤严重者可致瘫痪。

(四)辅助检查

寰椎骨折诊断的主要依据是 X 线检查。普通的前后位和侧位片常常因该部位的结构复杂而造成阴影的重叠,影响对损伤的判断,因此开口位的寰枢椎片能够清楚显示该部位的解剖结构。X 线检查的特征性表现如下。

(1)寰椎的 2 个侧块移位,可以同时向外侧分离移位也可能为不对称的移位,移位的范围为 2~4 mm。

(2)判断移位情况应该参照第二颈椎椎体的棘突是否维持在中央。

CT 检查对于了解细微结构的变化有帮助,可能会发现小的游离骨片。咽后壁软组织肿胀阴影能够清晰地显示出来,表示该部位骨折出血的血肿。对于椎管内的损伤情况,MRI 检查可以给予判断。

(五)诊断

根据患者病史、临床表现和辅助检查即可对寰椎骨折进行诊断。

(六)非手术治疗

早期不稳性寰椎骨折主要选择非手术治疗,如颅骨牵引,以及颈托、颈胸支具、Halo 支具等外固定。但非手术治疗后寰椎骨折复位效果较差,可能出现骨折不愈合、骨折移位等问题。同时,非手术治疗时间较长,可能导致患者不耐受,出现相关并发症,最后仍需手术治疗。

有学者对寰椎爆裂骨折患者远期生活质量进行了研究,其中大部分患者采用非手术治疗,结果表明患者功能较难恢复至伤前水平,提示非手术治疗不是最理想的治疗方法。另外,虽然非手术治疗不稳定性寰椎骨折总体临床效果较好,但仍有相当一部分患者非手术治疗失败而最终采取手术治疗,耽误了最佳手术时机,延长了治疗周期,增加了患者痛苦。因此,目前对于不稳定性寰椎骨折以手术治疗为主。

(七)手术治疗

1.第一颈椎椎弓根螺钉＋Ω 形横连内固定术

患者全身麻醉后,取俯卧位,保持头屈曲位,颅骨牵引给予持续牵引,术野常规消毒铺单。取颈部后正中切口,依次切开皮肤、深筋膜、项韧带,显露寰椎棘突、后弓后结节,沿寰椎后结节向侧方分离,使用神经剥离子探查后弓内侧壁、下侧壁和侧块边界,确定置钉点。进钉点为寰椎后结节中点旁约 20 mm 与后弓下缘上 2 mm 的交点处,磨钻磨除局部骨质,骨面渗血,手工钻开口攻丝,深度不超过 24 mm。使用探针探查钉道四壁,确定为骨性结构,依据测深结果选取长度合适的椎弓根螺钉拧入,右侧同样操作拧入椎弓根螺钉,安装拟形后的 Ω 形连接棒,复位寰椎后弓骨折处,锁上钉帽,加压复位后锁紧螺钉,术中透视螺钉位置良好,骨折断端位置对位良好,冲洗切口,彻底止血。术后去除颅骨牵引,切口留置引流管 24～48 小时。

2.寰枢椎侧块螺钉内固定术

术前患者常规颅骨牵引 2～7 日,手术采用气管插管全身麻醉,取俯卧位,头部与颈部采用头架固定,皮肤常规消毒铺巾。沿枕骨粗隆向颈后棘突做长约 10 cm 的正中直形切口,逐层切开皮肤、皮下组织、颈项筋膜及韧带,沿棘突向两边剥开椎旁肌肉,牵开肌肉,显露枕骨至上颈椎后结构。以枢椎侧块中点为进钉点,向头端倾斜 24°～30°,向中线倾斜 30°～35°,钻头在导钻引导下进入,C 型臂 X 线机透视以确定进钉方向,置入相应长度的螺钉,以同样方法置入另一枚枢椎侧块螺钉。以寰椎侧块为进钉点,向头端倾斜 10°～15°,中线倾斜 20°～25°,置入相应长度的螺钉固定,安装预弯好的连接棒,置入螺钉尾帽并锁固,再次透视确认颈椎生理弧度,以及内固定情况。用生理盐水反复冲洗切口,棉片压迫止血,放置 1 根负压引流管,逐层缝合切口,无菌敷料包扎。

二、齿突骨折

(一)概述

齿突骨折是累及寰枢椎区域稳定性的严重损伤,常由头颈部遭受不同方向的外力所引起,患者表现为颈部疼痛、局部压痛、活动受限等症状,还可能导致急性延迟性颈椎脊髓压迫甚至危及生命。根据骨折部位可将齿突骨折分为三型,具体如下。

(1)Ⅰ型:齿突尖翼状韧带附着部的斜行骨折。

(2)Ⅱ型:齿突与枢椎椎体连结处的骨折。

(3)Ⅲ型:枢椎椎体骨折。

(二)病因与病理

齿突骨折常由头颈部遭受不同方向的外力所引起,其中因头颈部暴力性屈曲性损伤多见。当外力突然作用头部屈曲时,齿突与寰椎前弓和横韧带构成的牢固解剖结构向前冲击,齿突即可与椎体分离造成骨折。外力也可能是剪切和撕脱联合作用,造成不同类型骨折。本病年轻人多见的病因为车祸、高处坠落等,而老年人自较低的高度摔下即可致伤。

(三)临床表现

1.局部症状

患者颈部疼痛是损伤后早期突出的表现,并常有枕大神经分布区域的放射痛。疼痛的部位限于上颈椎。头颈运动功能受限,尤其是旋转活动受限最明显颈部僵硬呈强迫位置,典型的体征为患者以手扶持头部可缓解疼痛,但在临床上并不常见。

2.神经症状

早期神经症状多数比较轻微。主要表现为四肢无力,或肢体深反射活跃,枕部感觉减退或疼痛。严重者四肢瘫痪和呼吸困难,可在短期内死亡。迟发性脊髓病多见。损伤后不立即发病,未获治疗或治疗不当,寰枢椎逐渐移位。相对而言,缓慢减少缓冲间隙,在一定限度内,脊髓有一定适应能力,但超出了脊髓的适应极限就会出现相关的脊髓受压迫症状。迟发性颈脊髓病,受累程度各有不同,包括大小便失禁、四肢瘫、吞咽困难和枕大神经痛。神经损害症状可表现为渐进性加重或间歇性发作,有些患者于伤后数年才出现症状,也有因一次轻微外伤而出现严重的脊髓压迫症状。

(四)辅助检查

X线检查是诊断齿突骨折的主要依据。X线检查包括正位片、侧位片和开口位片,侧位片可获得清晰的图像,显示出移位程度,提示寰枢椎是否脱位,开口位片尤为重要,可以显示齿状突骨折及其类型。如X线检查显示不清,不能清楚观察骨折显得部位等细节时,可进行CT检查。怀疑脊髓受压时可行MRI检查,还能够显示韧带损伤,对判断是骨折线还是软骨结合残迹有一定帮助。

(五)诊断

齿突骨折的早期诊断十分重要,尤其无移位的齿突骨折,常常因满足于常规拍片未发现骨折而误诊;有时虽已拍摄开口位片,但因拍片角度不合适,齿突骨折处显示不清或多重骨影掩盖等因素而漏诊。对有临床上可疑者必须密切观察,随时复查,必要时多次拍开口位断层片。

(六)非手术治疗

1.牵引联合石膏固定

牵引联合石膏固定是无其他并发症患者的主要治疗方式,通过重物牵引促进骨折愈合,石膏固定避免骨折移位,避免重物过重导致骨折不愈合。对于新鲜齿突骨折,可采用牵引复位＋头颈胸石膏固定,牵引重量为 1.5～2.0 kg,牵引方向根据骨折情况而定,2～3天后行影像学检查了解骨折复位情况,可根据恢复情况调整牵引位置。复位良好后,则取正中位牵引3～4周,在维持牵引下,患者取仰卧位行头颈胸石膏固定,持续3～4个月。拆除石膏后再行影像学检查了解骨折复位情况,并采用颈托保护2～3个月。

2.直接石膏固定

直接石膏固定适用于症状轻微的患者,将颈部用头颈胸石膏固定,起避免骨折移位的作用。

3.Halo支具

该固定架通过几个支柱相连,使颈椎得以稳定,其牵引和固定作用较以往的牵引固定装置有显著的优越性,无需切开头皮和行颅骨钻孔,而且颅钉尖刺入颅骨外板不易活动,患者不会感到不适,也减少了感染的机会,可迅速给患者安装,安装后患者的颈部受到三维的准确固定,具有固定、牵引与调节颈椎伸屈的功能,从而达到使骨折脱位复位、牢固固定的目的。

4.钙元素补充

钙元素补充对骨骼愈合的生长有一定作用,按常规剂量服用即可,一般无严重不良反应。

(七)手术治疗

1.后路枕颈融合钉棒系统内固定术

患者麻醉后取俯卧位,自枕骨粗隆下2 cm处至第四颈椎棘突取后正中切口,长约8 cm,依次切开皮肤、皮下组织,电凝止血,潜行切开分离项韧带,用骨膜剥离子从棘突侧方及椎板做钝性骨膜下剥离,切口上方沿枕骨表面剥离骨膜,充分显露枕骨、第一颈椎的后弓及第二、第三颈椎的椎板、侧块及关节突,见第一颈椎后弓与第二颈椎椎板间大量瘢痕组织形成,于第二颈椎双侧侧块置入椎弓根螺钉,于第三颈椎双侧侧块置入侧块螺钉。预弯U形悬臂梁,用神经剥离子反复游离寰枕、寰枢椎后方间隙,于寰椎后弓穿入2根直径0.6 mm钢丝,将U形悬臂梁与第二、第三颈椎双侧椎弓根螺钉良好衔接,拧紧螺帽,将钢丝捆扎于U形悬臂梁上,收紧钢丝,C型臂X线机透视下见寰椎及齿状突骨折端复位满意。于寰椎右侧侧块置入椎弓根螺钉,寰椎左侧峡部及椎弓根发育异常,明显变细,无法置入螺钉,上枕骨钉板,取出U形悬臂梁,选取长短合适连接棒并塑形后,将右侧枕骨螺钉及第一颈椎与第二、第三颈椎右侧侧块螺钉与连接棒良好衔接后,拧紧螺帽。上左侧连接棒,将寰椎后弓钢丝捆扎于左侧连接棒,收紧钢丝,C型臂X线透视下见寰枢椎脱位已复位,齿突后倾角恢复至8°左右,钉棒内固定系统位置合适。牢固后,于髂后上棘处取约 5 cm×3 cm 髂骨块备用,高速磨钻将枕骨、寰椎后弓、枢椎部分椎板、棘突打磨至均匀渗血,将髂骨块适当修剪后植入,钢丝捆扎。生理盐水反复冲洗术区,检查无明显渗血后,放置负压引流管,逐层缝合关闭切口,无菌敷料包扎,颈托外固定。

2.后路寰枢椎椎弓根融合固定术

患者气管插管,全身麻醉后取俯卧位,维持颅骨牵引 6～10 kg。透视脱位复位情况显露寰椎后弓、枢椎及第三颈椎棘突椎板,根据术前 CT 测量及模拟置钉情况,寰椎后弓显露至后正旁 2 cm 处,距离后弓正中旁 17～19 mm 对应侧块选择进钉点,寰椎进钉点位于寰椎后结节中点外 18～20 mm 的后弓处,经寰椎后弓下缘上方 2 mm 的水平线和侧块中央的垂线的交点为进钉点,常规轻柔牵开 C_2 神经根及静脉丛,用神经探子触探侧块中点,指引方向。根据术前 CT 测量及模拟置钉情况,选择进钉的内倾角、头倾角,一般情况进钉角度为在水平面上保持垂直进钉或者向内倾斜 10°～15°,矢状面上向上倾斜 5°左右,与后弓水平。先用磨钻在入钉点,磨开皮质骨,缓慢用手钻在 C 型臂监视下向前结节转入,深度 28～30 mm,攻丝,拧入长度适宜、直径 3.5 cm 的螺钉。显露枢椎后部,将 C_2 神经根和静脉丛挑起,显露枢椎椎弓峡上面,枢椎进钉点位于枢椎下关节背面内上象限中点,根据术前 CT 测量及模拟置钉情况,进钉方向为向内侧成角 10°～15°,向上成角 20°～30°。直视下置入直径 3.5 mm 的螺钉,安装紧固钉棒内固定装置,寰椎后弓、枢椎棘突及椎板去皮质制备置骨床,取髂骨松质骨咬成骨泥置入受区,放置负压引流管引流。

三、枢椎椎弓骨折

(一)概述

枢椎椎弓骨折是指发生于第二颈椎椎弓峡部的骨折,多见于被施绞刑者,故又称绞刑架骨折、外伤性枢椎椎弓骨折。枢椎椎弓骨折可以分为以下 3 种类型。

1.Ⅰ型

Ⅰ型骨折为双侧椎弓根骨折,骨折线位于关节突关节的前方,主要引起第二颈椎椎体与后方的关节突、椎板与棘突之间的分离,对椎管内的脊髓组织一般不形成压力,因而少有同时伴发脊髓损伤者,属于稳定型。

2.Ⅱ型

Ⅱ型骨折由头部过伸和屈曲之后的轴向压力引起,骨折呈分离状,且多伴有成角畸形。前纵韧带或后纵韧带断裂,或二者同时断裂。第二颈椎椎体后下缘可被后纵韧带撕脱出现撕脱骨折。除少数韧带损伤较轻者外,一般多属不稳定型。

3.Ⅲ型

Ⅲ型骨折不仅前纵韧带和后纵韧带同时断裂,且双侧关节突前方骨折的错位程度更为明显,甚至呈现椎节脱位状,为不稳定型。

(二)病因与病理

枢椎主要的损伤机制有以下几点。

(1)超伸展外力是枢椎椎弓部断裂的主要损伤机制。

(2)绞刑者骨折发生在侧块最前面的部分,或进入椎弓根,并有前纵韧带、椎间盘和后纵韧带的断裂。其损伤机制是过伸加上突然和猛烈的牵张暴力,造成颅颈分离,即枢椎椎体和颅寰结构作为一个整体向上分离,后方的枢椎后结构与第三颈椎的连结仍是完整的,常造成脊髓横断。

(3)在车祸或跳水事故中,损伤机制为过伸和轴向压缩暴力。过伸是由于身体前冲,前额撞击在倾斜的车窗玻璃或游泳池底所致,也涉及了轴向的压力,可能还有旋转的成分。相当多的枢椎骨折伴随第三颈椎椎体压缩性骨折。汽车事故或其他减速事故中是过伸伴轴向压缩暴力作用于枢椎。

(4)屈曲损伤也可能是绞刑者骨折的原因,但这种情况较少见。实际上,枢椎椎弓根骨折,其损伤的各种外力组合依据涉及的具体暴力大小、方向、作用点及作用时间而定。暴力到达时脊柱各结构的位置,不同患者其脊柱结构独特的力学特征都决定了不同的损伤、破坏的结构部位和移位的程度。

(三)临床表现

枢椎椎弓骨折的临床表现包括颈部疼痛、压痛、活动受限、吞咽不便、头颈不稳需用双手托扶,以及颈肌痉挛等。除少数患者伴颈髓完全性或不完全性损伤外,大多数患者无脊髓刺激或受压症状。部分患者会出现神经根刺激症状,并发颈髓损伤等。

(四)辅助检查

1.X线检查

X线检查包括颈椎常规片和断层片。创伤性椎前滑脱的诊断主要依靠侧位片,侧位片可清楚显示骨折线及移位和成角的情况,据此可做出骨折类型的影像学诊断。在医师陪同保护和指导下,谨慎拍摄颈椎伸、屈位片,可进一步提供骨折稳定情况的信息。有时尚需做断层检查才能清楚显示骨折线。X线检查的典型表现是双侧枢椎椎弓根骨折,骨折线呈垂直或斜形,枢椎椎体可有不同程度的移位和成角畸形。另需注意寰椎、下颈椎有无伴随骨折,对婴幼儿还需注意枢椎椎弓根先天性缺损或软骨连结的可能。检查其他损伤部位可了解有无多发伤的情况。

2.CT 检查

CT 检查可以观察骨折线、骨折移位情况及与椎管的关系。CT 三维重建有助于对骨折形态的全面了解。

3.MRI 检查

MRI 检查可了解周围软组织的情况,对整个损伤可有全面的评估,并为手术入路的选择提供依据。

(五)诊断

枢椎椎弓骨折常在 X 线检查颈椎正、侧位时被发现。无移位的椎弓骨折容易漏诊。颈椎左、右斜位 X 线片或 CT 检查常常为确定诊断的必要手段。

(六)非手术治疗

无移位的单纯枢椎椎弓骨折,可直接采用头颈胸石膏或头环背心固定 2～3 个月,多数患者可愈合。滑椎较轻者,可采用颅骨牵引或枕颌带牵引复位,或滑椎较明显者复位后用上述外固定方法治疗,如果复位满意则比较容易愈合。复位不满意、合并脊髓损伤或陈旧骨折并滑椎的患者,3 周以上未能复位的则应采取手术治疗。

(七)手术治疗

枢椎椎弓骨折的手术治疗可行经后路第二颈椎椎弓根第三颈椎侧块短节段固定术,具体手术操作如下。

患者经鼻插管全身麻醉后,取俯卧位并用 Mayfield 头架固定,轻度前屈位,取后正中切口,显露第一颈椎后弓至第四颈椎椎板上缘,第二颈椎及第三颈椎两侧显露至关节突的外缘。沿第二颈椎椎板的上缘用神经剥离子向外侧剥离软组织,可以发现第二颈椎峡部的起始部,沿峡部的上缘及内侧缘向前分离至椎弓根,部分患者可触及骨折断端。取第二颈椎侧块中点为进钉点,根据椎弓根的内缘和上缘走行确定进钉方向,原则是宁内勿外、宁上勿下,一般为向头端倾斜 20°～30°,向中线内倾斜 25°～35°;对于第三颈椎采用向外侧倾斜 35°～40°,与椎体关节面平行,所有操作均在 C 型臂 X 线机透视下完成,使用钉棒系统螺钉直径 3.5 mm。固定完成后将第二、第三颈椎椎板及第二至第三颈椎关节面打磨后植骨,术后伤口内放置引流管引流。

四、下颈椎骨折

(一)概述

下颈椎是指第三至第七颈椎,是颈椎损伤最多发生的部位。各种暴力,包括伸展、屈曲、旋转、压缩和剪切等都可能造成颈椎骨折或骨折脱位。通常合并不同严重程度的脊髓和神经根损伤。

(二)病因与病理

1.楔形压缩性骨折

当垂直外力作用时,上下颈椎的终板相互挤压,致受压缩力大的椎体前部皮质压缩性骨折,随之受累椎体的前缘骨松质也同时被压缩变窄,椎体垂直高度将变小。除椎体受压骨折外,小关节也可能发生骨折。由于脊椎后结构承受张应力,后韧带复合体也常发生撕裂。

如果压缩性骨折的椎体仅限于椎体前部,则椎管形态不会发生改变,脊髓也极少受到损伤。若并发椎间盘损伤并向椎管突出,则导致脊髓受压。典型的表现为椎体的压缩性骨折,以及棘间、棘上韧带断裂。

2.爆裂骨折

颈椎椎体的爆裂骨折,是颈椎处于中立位时,垂直方向上的暴力造成的,也被称为垂直压缩性骨折,是一种严重的颈椎椎体粉碎性骨折。在颈椎椎体爆裂骨折时,暴力自上而下,引起椎体破裂并可能损伤椎间盘、前纵韧带及后纵韧带等。高处重物坠落打击或人体从高处跌落,头顶部撞击地面,是常见的致伤原因。由于周围软组织结构被破坏,椎体骨折的碎片由内向外分离移位。椎间盘或骨折碎片如突出椎体后缘、进入椎间孔或椎管,则可能引起颈脊髓或神经根的损伤,部分患者可以保留脊髓后索的部分功能。

3.泪滴样骨折

下颈椎泪滴样骨折损伤通常发生于严重的屈曲和压缩力,常见于下颈椎,尤其是第四颈椎、第五颈椎与第六颈椎,分为伸展型和屈曲型。伸展型骨折造成的游离骨块多见于受损椎体的前下角,也可见于伤椎下位椎体的前上角,是损伤导致的椎体前缘三角形骨块撕脱。伸展型骨折时颈椎椎管后壁的黄韧带被挤压,可向前方皱褶突起,挤压脊髓,造成颈脊髓的损伤。过度屈曲或屈颈时垂直作用于颅骨的轴负荷过大引起伴有明显韧带断裂的过度屈曲和轴向负荷损伤。其特点主要为对前柱的压缩力及对椎间盘-韧带软组织复合体的张力。往往存在广泛的潜在韧带损伤和脊柱不稳定,最严重的情况是所有韧带完全断裂,椎间盘和关节完全破坏,椎体向后移位≥3 mm进入椎管,椎体下缘进入椎管是泪滴样骨折的一个重要特征。通常情况下,此类型骨折不稳定。

4.椎板骨折

单纯的颈椎椎板的骨折比较少见,常与椎体其他部位的骨折合并存在。多数情况下,椎板的骨折发生于关节突之后和棘突之前的连接部。在颈椎处于过伸位并承受外力时,颈椎各个节段的椎板互相撞击导致椎板的骨折。如果患者已经存在颈椎管狭窄等颈椎退行性病变,椎板骨折的碎骨片有进入椎管并损伤颈髓的风险。

5.棘突骨折

单纯的颈椎棘突骨折较为少见,常合并椎体或相邻附件的骨折。其中,第七颈椎的棘突最长,最易发生骨折。骨折可以累及一个或多个棘突。多发生在棘突的基底部,并伴有棘上、棘间韧带等软组织的撕裂。颈椎棘突骨折多见于铲土工,故也称"铲土工"骨折。由于患者在挥动铁铲时用力过猛,造成了肩胛骨周围肌肉斜方肌强烈的不协调收缩,从而导致颈椎棘突骨折。也可以由于颈椎承受暴力导致颈椎突然屈曲,颈椎棘突与附着于其上的肌肉产生强烈的对抗性牵拉,造成颈椎棘突的撕脱骨折。撕脱骨折与下位椎骨的棘突呈现出正常序列的排列,与上位椎骨的棘突分离。棘突骨折多数发生在棘突基底部上方,骨折伴有棘间韧带和项韧带撕裂,有时骨折在棘突末端,两个棘突骨折,上方一个在近端,下方一个发生在远端。撕脱骨折与下位椎节的棘突呈正常序列排列,与上位椎体棘突分离。损伤不累及椎管和椎间孔,故极少伴有脊髓和神经根损伤。但必须注意损伤机制中有可能引起椎体骨折和脱位。

6.钩突骨折

钩突是颈椎特有的结构。钩突骨折由于表现比较隐匿,常被忽略。颈椎的钩突骨折多由侧向暴力造成,当颈椎承受外力侧屈曲或垂直暴力作用时,一侧钩椎关节受到张应力而分离,而另一侧受到旋转及压应力或旋转撞击作用,可造成骨折。严重者该侧椎体也可引起压缩性骨折。这种不对称的骨折,常伴有数种附件骨折,如椎弓、关节突关节等,但极少有移位或仅轻度移位。骨折片如进入椎间孔则产生神经根损伤,但较少并发脊髓损伤。

7.颈椎挥鞭损伤

颈椎挥鞭样损伤是颈椎突然过度后伸造成的损伤,影像学表现较为隐匿,但实际并不少见,可以合并不同程度的颈髓损伤。造成挥鞭损伤的机制中,遭受直接暴力打击者较少见,多为高处坠落、跌倒或交通事故中,头部遭受撞击或在惯性加速度的作用下产生过伸的间接暴力。当颈椎过伸超过生理极限时,后柱结构尤其是小关节,受到的压力最大。同时,前柱结构在强烈的牵张力作用下,可能造成前纵韧带、椎间盘等软组织撕裂,甚至导致椎体前缘的撕脱骨折。颈椎挥鞭损伤所导致的颈脊髓损伤,可能系由于颈椎过伸时,椎管后方的黄韧带皱缩,并与前方的椎体后缘共同挤压颈脊髓所致,故临床上多见颈脊髓前部或中央管的损伤。

(三)临床表现

下颈椎骨折的主要症状以局部疼痛和以疼痛导致的颈椎运动功能受限为主,爆裂骨折所导致的疼痛通常较为剧烈,范围也更大。可伴有棘突的压痛,以及椎前的压痛。部分外伤患者可见皮下的淤血或肿胀。伴有颈椎脱位的患者也有头颈部的僵直状态以颈部肌肉的痉挛。

严重的颈椎骨折,如颈椎爆裂骨折,或者伴有脱位的颈椎骨折,可能导致颈脊髓的损伤。颈脊髓的损伤根据损伤节段的不同,可以呈现出不同的临床表现。

上段颈髓损伤:通常将 $C_1 \sim C_4$ 节段颈髓称为上段颈髓。上段颈髓位于脊髓的最上端,是延髓的延续。第三颈椎与第四颈椎椎骨的损伤可导致 C_3、C_4 节段颈髓的损伤。此类型的损伤由于可以造成呼吸中枢的压迫,导致呼吸困难、呼吸麻痹、呼吸骤停。C_3、C_4 节段颈髓的部分损伤主要造成为上运动神经元功能障碍,表现为四肢的不全瘫。上段颈椎损伤后,可能继发延髓的缺血性损伤,从而导致内脏器官的功能障碍,如心律不齐、血压不稳等。上段颈椎的损伤还可以导致自主神经的功能紊乱,包括高热、无汗等。

中段颈髓损伤:中段颈髓通常指 $C_5 \sim C_7$ 节段的颈髓,此节段为颈脊髓的颈膨大部位。该部的颈髓损伤可导致四肢瘫痪,损伤平面以上、以下运动神经元损害为主要表现,出现迟缓性瘫痪;而损伤平面以下主要表现上运动神经元损害的痉挛性瘫痪。比如 C_5 节段的损伤,膈肌麻痹明显,三角肌、肱二头肌及以下的肌肉瘫痪,双肩在肩胛提肌和斜方肌的作用下升高,同时伴有颈部以下的感觉障碍,可出现霍纳综合征。而以 C_6 节段为主的脊髓损伤,肱二头肌、肱桡肌等肌肉的肌力正常,肱三头肌、胸大肌及以下的肌肉瘫痪。患者双肩轻度外展,双肘明显屈曲,腕关节尺偏,双手呈半握拳置于胸前,通常不累及膈肌。

(四)辅助检查

1.影像学检查

(1)X 线检查:对于下颈椎骨折的 X 线检查,常规应拍摄颈椎的正位及侧位片,其中,侧位片的诊断价值更大。可以更好地显示骨折损伤的类型和程度,也可以同时显示是否有伴发的颈椎脱位。在颈椎正侧位 X 线平片的基础之上,补充进行颈椎功能位的检查,还可以判断颈椎损伤后是否存在脊柱不稳。

(2)CT 检查:对于颈椎椎骨附件如椎弓根、关节突等显示清晰,能够判断颈椎附件的骨折或脱位,并且对于颈椎骨折后,椎管的破坏程度及占位情况也有明确的影像学证据。

(3)MRI 检查:具有良好的软组织分辨率,尤其是针对椎管内脊髓、神经组织的成像,可以在轴位、矢状位、冠状位,甚至任意方位显示脊髓、椎间盘、黄韧带等软组织的形态及病理改变,并可以很清晰的区别脊髓空洞症、脊髓囊肿、脊髓出血等可能有相似临床症状的病变。MRI 检查在制订颈椎骨折的治疗方案及手术方式等方面有着非常重要、不可取代的作用。

2.神经系统检查

(1)感觉功能检查:C_5 的感觉功能主要通过腋神经实现,感觉皮节主要分布于上臂和肘部外侧;C_6 的感觉功能通过肌皮神经,支配前臂桡侧、拇指及示指的皮肤感觉;C_7 的感觉皮节主要位于中指。

(2)运动功能检查:颈椎骨折所导致的颈髓及脊神经的损伤,脊神经损伤所表现的运动障碍以上肢为主,严重者常导致颈髓损伤,表现为损伤平面以下的四肢瘫痪。检查肢体运动的肌力时,应注意双侧对比,慢性损伤可以观察到相应肌肉萎缩的表现。

根据神经支配的特点,列举以下关键肌和关键点(表 4-1),通过对关键肌和关键点的检查可以快速确定损伤平面。

表 4-1 关键肌和关键点

平面	关键肌	关键点的部位
C_2		枕骨粗隆外侧至少 1 cm(或耳后 3 cm)
C_3		锁骨上窝(锁骨后方)且在锁骨中线上
C_4		肩锁关节顶部
C_5	屈肘肌群(肱二头肌、肱肌)	肘前窝外侧(桡侧)、肘横纹近端
C_6	腕伸肌群(桡侧伸腕长短肌)	拇指近节背侧皮肤
C_7	肘伸肌群(肱三头肌)	中指近节背侧皮肤
C_8	指屈肌群(中指屈肌)	小指近节背侧皮肤
T_1	指外展肌群(小指展肌)	肘前窝内侧(尺侧)、肱骨内上髁近端
T_2		腋窝顶部

续表

平面	关键肌	关键点的部位
T_3		锁骨中线第三肋间
T_4		锁骨中线第四肋间(乳线)
T_5		锁骨中线第五肋间(在 $T_4 \sim T_6$ 的中点)
T_6		锁骨中线第六肋间(剑突水平)
T_7		锁骨中线第七肋间(在 $T_6 \sim T_8$ 的中点)
T_8		锁骨中线第八肋间(在 $T_6 \sim T_{10}$ 的中点)
T_9		锁骨中线第九肋间(在 $T_8 \sim T_{10}$ 的中点)
T_{10}		锁骨中线第十肋间(脐)
T_{11}		锁骨中线第十一肋间(在 $T_{10} \sim T_{12}$ 的中点)
T_{12}		锁骨中线腹股沟韧带中点
L_1	髋屈肌群(髂腰肌)	T_{12} 与 L_2 连线中点
L_2	膝伸肌群(股四头肌)	大腿前内侧,腹股沟韧带中点和股骨内侧髁连线中点
L_3	踝背伸肌群(胫前肌)	膝上股骨内髁处
L_4	趾长伸肌群(踇长伸肌)	内踝
L_5	踝跖屈肌群(腓肠肌和比目鱼肌)	足背第三跖趾关节处
S_1		足跟外侧
S_2		腘窝中点
S_3		坐骨结节或臀下皱襞
$S_{4 \sim 5}$		肛门 1 cm 范围内,皮肤黏膜交界处外侧(作为 1 个平面)

(3)反射检查:浅反射主要包括腹壁反射、提睾反射、肛门括约肌反射等,严重的颈椎骨折可能导致反射的减弱或消失;深反射是指刺激肌肉、肌腱或骨膜等本体感觉器官所引起的神经反射,涉及颈神经的深反射主要是肱二头肌反射、肱三头肌反射和桡骨膜反射。

(五)诊断

下颈椎骨折往往根据患者外伤史及影像学检查即可诊断。

(六)非手术治疗

1.牵引治疗

牵引通常为首选的方法,可采用枕颌带牵引,但临床多采用更为稳定的颅骨牵引。颅骨牵引的重量约为每个椎体 2.5 kg,如第六与第七颈椎牵引时可达到 $12.5 \sim 15.0$ kg,若仍不能复位,则应考虑关节突绞锁等情况。此时不宜盲目增加牵引重量,而应该考虑手术治疗。

牵引复位成功后,可继续以相同重量维持4~6周,再改用外固定支具固定3~4个月,以到达受损椎体的骨愈合。若此过程中出现疼痛的突然加重或者神经症状,则应考骨折的移位,应做好改行手术治疗的准备。

2.外固定支具

(1)颈部领围不能严格限制颈部的运动,稳定受力节段的作用较小,但是佩戴较为舒适,可以适用于稳定性的损伤,尤其是老年患者。

(2)颈胸固定支架通过适当的金属杆,上方通过颈枕垫支撑头面部,下方通过前后2个垫贴于胸背部,并经胸和肩2对皮带固定。此类支架佩载舒适且有足够的固定作用,适用于多种类型颈椎骨折的治疗。

(3)Halo支架可提供最大程度颈椎稳定性的外固定支具,对上颈椎骨折均可获得理想的固定效果,但对下颈椎不稳定稳固的效果较差,加之此类型的支架限制患者的日常活动,所以很难被患者接受。

(七)手术治疗

1.颈椎椎体爆裂骨折减压术

(1)切口。对于施行术中复位者,多采用颈前路右侧斜或横切口,视野开阔,切口松弛,有利于术中牵拉。单纯施行前路减压者,则可以采用颈前路右侧横切口,瘢痕较小,术后外观较好。

(2)撑开椎体。目前较多的应用颈椎椎体撑开器。于伤椎上、下位椎体中央分别拧入撑开螺钉,在撑开螺钉上套入撑开器,向上下两端撑开。撑开椎体有利于使损伤的椎体、椎间盘高度恢复,减轻对脊髓的压迫,并在施行椎体切除时有利于操作。

(3)减压。确定骨折椎体的上、下方椎间盘,用尖刀切开纤维环,髓核钳取出破碎的椎间盘组织,用三关节尖喙咬骨钳咬除骨折椎体的前骨皮质和大部分骨松质,接近椎体后缘时暂停,先用刮匙将剩余椎间盘和终板全部刮除,再用神经剥离器分离出椎体后缘与后纵韧带间的间隙,伸入薄型冲击式咬骨钳逐步将椎体后骨皮质咬除,此时形成1个长方形的减压槽,可见后纵韧带膨起。小心地用冲击式咬骨钳或刮匙将减压槽底边扩大,将致压物彻底切除。如后纵韧带有搬痕形成,可在直视下用神经剥离器钩住后纵韧带,用尖刀将后纵韧带切除,完成减压。

(4)植骨。调整椎体撑开器撑开的高度,使颈椎前柱的高度恢复正常。于髂嵴处凿取1个长方形植骨块,修整后植入减压槽,松开椎体撑开器,使植骨块嵌紧,完成植骨。

(5)固定。对于颈椎椎体爆裂骨折,现在多主张使用颈椎前路钢板固定。钢板固定可使颈椎取得即刻稳定性,便于术后护理和尽早恢复工作。同时内固定的使用有利于植骨块的愈合,并在愈合的过程中维持椎体的高度,避免植骨块在愈合的爬行替代过程中塌陷,从而造成颈椎弧度消失。

(6)关闭切口。用生理盐水反复冲洗创口,缝合颈前筋膜,放置1根半管引流条,逐层缝合关闭切口。

2.后路单边内固定联合前路减压融合内固定术

患者气管插管,全身麻醉,取俯卧位,术区常规消毒铺巾。沿后正中从椎体棘突做纵向切口,逐层切开并用撑开器撑开。行下位颈椎上关节突部分切除进行复位,复位成功后再置入椎弓根钉,C型臂X线机透视见位置满意后置入连接棒并锁紧螺帽,行后路复位单边内固定,放置1根引流管,缝合切口。然后取仰卧位,术区常规消毒铺巾,做右侧颈部横向切口,依次切开皮肤、皮下组织及阔筋膜,沿血管鞘与食管鞘之间进入,显露椎间隙,纵行切开椎前筋膜,C型臂X线机定位,行椎间盘切除减压后在椎间置入cage,选择合适长度的前路钢板固定,透视见位置良好,放置1根引流管,缝合切口。

第二节　胸椎骨折

一、概述

胸椎骨折是指外力造成的胸椎骨质连续性的破坏。胸椎稳定性较高,尤其以上段与中段胸椎为主,故高能量损伤往往是胸椎骨折的重要因素。除交通事故、高空坠落、意外跌倒等外力作用外,肌肉的突然收缩、病理性骨折,以及骨质疏松症等也是胸椎骨折的发病因素。

二、病因与病理

(一)创伤性胸椎骨折

患者存在明确的外伤史,胸背部疼痛症状明显,常在伤后立即就诊,患者活动受限,体检时可发现骨折椎体棘突有压痛、叩击痛,严重者可伴有脊髓损伤症状。但需注意,在胸段脊柱骨折,由于胸廓对骨折椎体起稳定作用,部分患者疼痛症状可不明显,从而导致漏诊。

(二)胸椎病理性骨折

胸椎病理性骨折是在某些疾病基础上出现的骨折,常见的疾病有以下几种。

(1)骨代谢障碍性疾病:主要有佝偻病、骨质软化症、原发性甲状旁腺功能亢进症、氟中毒,以及严重的骨质疏松症等。

(2)骨与软骨发育障碍性疾病:主要有粘多糖病和致密性骨发育障碍。

(3)不明原因及异常增生性骨疾病:主要有畸形性骨炎、大块骨质溶解症、成骨不全症,以及骨硬化病等。

(4)良性骨肿瘤及瘤样病变:其中最容易发生病理性骨折的有骨巨细胞瘤、孤立性骨囊肿、动脉瘤样骨囊肿、骨纤维异样增殖症和非骨化性纤维瘤等。

(5)恶性骨肿瘤:其中容易发生病理性骨折的有骨肉瘤、软骨肉瘤、纤维肉瘤、骨原发性恶性纤维组织细胞瘤、多发性骨髓瘤、骨原发性恶性淋巴瘤,以及骨转移瘤等。

三、临床表现

胸椎骨折的主要临床表现包括胸背部疼痛,严重者可见局部皮下瘀斑;转身不利、行走困难,甚至站立、坐位也感到疼痛难以忍受;可有胸背部后凸或侧凸畸形;部分患者有胸闷、气短、腹胀等不适。还可伴有重要脏器的损伤,以及其他部位的骨折,如血气胸、肺挫伤、胸骨骨折、肋骨骨折、颅脑损伤等。查体可见患椎棘突压痛、叩击痛明显。部分骨折患者伴有脊髓、神经的损伤,出现相应神经节段控制平面以下疼痛、麻木、乏力感,甚至二便功能障碍、双下肢瘫痪。

脊髓损伤可分为完全性损伤和不完全性损伤,分级标准如下(表4-2)。

表 4-2　脊髓损伤程度分级

级别	临床表现
A 完全性损伤	骶段($S_4 \sim S_5$)无任何感觉或运动功能
B 不完全损伤	损伤平面以下包括骶段有感觉但无运动功能
C 不完全损伤	损伤平面以下存在运动功能,大部分关键肌肌力 3 级以下
D 不完全损伤	损伤平面以下存在运动功能,大部分关键肌肌力 3 级或以上
E 正常	感觉和运动功能正常

四、辅助检查

(一)影像学检查

1.X 线检查

X 线检查可见椎弓根影不清晰、距离增宽,椎体高度减小,椎间隙变窄、前后径与或横径增宽,椎体骨皮质或骨小梁不连续,椎间孔大小的改变,小关节紊乱、移位;侧方或前后滑脱、不稳、畸形;有的甚至可见骨折块的存在。

2.CT 检查

CT 检查对伤椎骨质情况的观察更为清晰,可明确骨折部位;骨皮质连续性及骨折块的大小、部位,有无对椎管的侵犯;了解骨折后椎体的形状、椎体内有无空腔或内含物等。

3.MRI 检查

MRI 检查则对软组织有较高的分辨率,能清晰地显示韧带、椎间盘、骨髓及脊髓等损伤情况。

(二)神经系统检查

除脊柱本身损伤外,还需明确有无脊髓损伤,需全面检查脊髓神经功能,确定脊髓损伤平面,包括感觉与运动检查、反射检查、肛门检查。

五、诊断

胸椎骨折通过询问患者外伤史,借助影像学及神经系统检查进行诊断。

六、非手术治疗

非手术治疗是一种基本治疗方法,主要方法是支具外固定或者卧床休息治疗,包括一段时间的卧床休息直到全身症状的缓解,接着应用支具固定 10～12 周,并逐步进行功能锻炼。从而有效治疗疾病。另外功能锻炼和日常康复保健也是非常重要的,在治疗过程中,以及以后的康复治疗中,正确的劳动姿势和劳逸结合。治疗与功能锻炼同时进行,避免愈后并发症。

七、手术治疗

(一)单纯后路减压融合固定术

患者全身麻醉,取俯卧位。将脱位节段作为中心在后正中做切口,将伤椎椎体及其附件显露,在选定的椎弓根上置入螺钉,将脱位椎体的椎板、棘突部分切除,可见脊髓及硬膜囊等。

对患者躯干进行手法牵引,试行复位;对于复位失败患者,将骨膜剥离器于脱位的间隙插入并进行复位。根据生理弯曲将连接棒预弯,将脚端的椎弓根钉与连接棒连接撑开,使用提拉复位钳进行复位后将头端椎弓根钉与连接棒连接并锁紧。在 X 线透视下将复位适度撑开,恢复椎体的伤椎高度与序列,恢复椎管的容积。待固定满意后,将术中切除的椎板、棘突等剪修成骨粒,植入到连接棒旁。将破裂硬膜囊修复,减少术后的脑脊液漏。待引流管放置后对切口进行分层严密缝合。

(二)椎板钩联合椎弓根螺钉长节段固定

患者气管插管、全身麻醉后,患者俯卧于手术台上,使腹部垫空,略屈髋、屈膝,常规消毒术野,铺无菌洞巾,做 2 个短切口。先做上部背后侧正中切口,长6～8 cm,逐层切开皮肤、皮下组织,钝性分离椎旁肌群,向两侧拉开,纱布填塞止血,直至暴露第一至第三胸椎椎板关节突,咬除第一至第二胸椎、第二至第三胸椎间黄韧带,暴露椎板下缘,打入椎板钩,纱布填塞止血;再做下部背后侧正中切口,长 6～8 cm,显露第十胸椎、第十一胸椎进针位置:两侧椎弓根部(横突与上关节突的交界处),分别打入双侧第十胸椎、第十一胸椎椎弓根螺钉,X 线透视位置无误后,预弯钉棒,使其略少于胸椎生理性后凸,取出上部切口止血纱布,于皮下穿棒连接第一胸椎、第二胸椎椎板钩和第十胸椎、第十一胸椎椎弓根钉,撑开器撑开,复位骨折脱位,X 线透视第四胸椎椎体骨折复位良好,钉棒位置长度方向合适,安装横向连接杆,生理盐水充分冲洗伤口,安装负压引流管,逐层缝合伤口。

(三)体位复位后椎体成形术

患者取俯卧位,予以吸氧、心电监测。G 型臂机透视使用克氏针定位椎体并做标记,调整患者体位,将骨折椎体位于手术床腰桥部位。调整 U 形垫,使骨折部位悬空,易于复位。手术床逐步背伸,进行体位复位,时间 10～20 分钟,见椎体高度恢复不再增加,使用克氏针定位并标记伤椎椎弓根"猫眼",正位片上使棘突位于椎弓根眼正中,侧位片上椎弓根上下缘基本重叠。消毒铺巾,G 型臂机无菌套膜保护,注射器针头再次标记伤椎椎弓根眼,确保椎体正确,然后以 1% 盐酸利多卡因局部浸润皮肤、浅筋膜、肌肉及关节突关节。在椎弓根中心旁开1.0 cm 的位置使用尖刀片做 1 个长约 0.5 cm 的切口,深至筋膜。使用直径2.0 mm 的胸椎穿刺针分别位于 10 点钟、2 点钟部位进针,双侧同时穿刺。G 型

臂机透视下,调整穿刺针的方向,穿刺位置满意后在引导丝协助下更换直径为
3.6 mm的工作套管,取出针芯,使用直径为 3.0 mm 的钻头钻至距椎体前缘约
0.5 cm,撤出骨钻,使用引导丝确认椎体前壁有无缺损(如椎体前壁缺损,填充
明胶海绵予以封堵)。配制骨水泥,推注拉丝期骨水泥,在推注过程中询问患
者有无不适,同时观察血压、指脉氧有无异常。G 型臂机透视,观察正侧位
X 线片骨水泥分布情况。见骨水泥分布良好时,旋转工作套筒,停止推注,骨水
泥发热后拔出套管。按压穿刺部位止血,穿刺部位不在渗血,抗菌敷料包扎。手
术床缓慢复位,手术结束。

第三节　腰　椎　骨　折

一、概述

　　腰椎骨折是最常见的脊柱骨折之一,骨折是指骨的完整性破坏或连续性中
断,当腰椎承受的力量超过自身能承受的最大强度时,就会发生骨折。胸腰段是
较固定的胸椎向较活动的腰椎的转换节段,是胸椎后突向腰椎前突的转换节段,
同时,也是胸椎的关节突关节面向腰椎的关节突关节面的转换之处。关节突关
节面由冠状面转为矢状面处容易遭受旋转负荷的破坏,因此胸腰段在胸椎、腰椎
损伤中发病率最高。

二、病因与病理

(一)病因

1.轴向压缩

在胸腰段主要产生相对垂直的压缩负荷。这将导致终板的破坏,进而导致
椎体压缩。在作用力足够大的情况下,将会产生椎体爆裂骨折。这样的力量将
会导致椎体后侧皮质的中间部分骨折,这种中心脱位的应力将会导致椎弓根椎
体结合部位的骨折,从而导致椎弓根间距增宽,如果同时有屈曲应力的存在时,
将会导致椎板骨折。

2.屈曲

屈曲暴力将会导致椎体、椎间盘等前柱结构压缩,同时脊椎后柱结构产生张

应力。后柱后侧韧带可能没有撕裂，但是可能会产生撕脱骨折。中柱结构通常保持完整。在椎体前侧前柱，随着椎体骨折及成角的增加，作用力在逐渐吸收加大，后柱后侧韧带和关节囊被破坏，将会产生局部不稳定。一般说来，如果椎体前柱压缩超过 50%，将可能会导致后侧韧带、关节囊的损坏，将会出现不稳定及进行性后凸畸形。屈曲压缩损伤伴有中柱结构的破坏将会导致脊柱的机械不稳定，进行加重的畸形，以及神经损害。

3.侧方压缩

侧方压缩的作用机制类似于椎体前侧的压缩损伤，只不过作用力于椎体的侧方。除椎体、椎间盘损伤外，往往伴有附件小关节损伤。

4.屈曲-旋转

屈曲-旋转损伤机制包括屈曲和旋转 2 种作用力。单纯屈曲外力的作用，主要损伤可能是前侧前柱骨结构破裂。随着旋转暴力的增加，韧带和关节囊结构将会受到破坏，导致前柱、中柱和后柱结构的损坏。伴随着后侧关节囊结构和前柱间盘，椎体的破坏，多伴有不稳定的损伤类型。单纯脱位是很少见的，往往是骨折脱位同时发生。当关节突受到屈曲-旋转暴力作用的时候，关节突发生骨折，继而才可能出现脊柱的骨折脱位。

5.屈曲-分离

这种损伤表现为脊柱屈曲轴向前移位，脊柱在受到前屈曲应力的同时受到较大的牵张应力。椎体、间盘、韧带将会被撕裂或损坏。在前方骨与韧带结构受损同时，后方软组织损伤。另一种情况是单纯的骨损伤，通常发生于第一至第三腰椎椎体，虽然在早期这种急性损伤不稳定，但是其后期的骨愈合能力强，稳定重建好；单纯的软组织损伤通常发生于第十二胸椎至第二腰椎水平，这种损伤应被认为是不稳定的，自行愈合机会很少。屈曲分离损伤在胸椎和胸腰段可以产生双侧关节突脱位，韧带、关节囊、椎间盘被撕裂，但前纵韧带通常保留完整；如果轴向屈曲外力足够大，前纵韧带将会被撕裂从而导致严重的不稳定。

6.剪切

剪切的作用机制类似于屈曲-旋转作用，常常是直接暴力所致。可以使脊柱由上斜向下方骨折脱位，椎体前柱、中柱、后柱脊椎同时损伤。创伤往往十分严重，常伴有严重的脊髓损伤，合并多发伤。

7.过伸损伤

过伸损伤产生于躯体上部向后过伸外力作用，其受伤机制与屈曲损伤正好相反。外力作用于前纵韧带和纤维环的前部,同时后部结构受到压缩应力,导致关节突、椎板和棘突的骨折,椎体的前下部会发生撕脱骨折。多数情况下这种损伤是稳定的,当然,出现了上位椎体相对于下位椎体的脱位时,可以诊断为不稳定骨折。

(二)病理

1.后凸畸形

绝大多数胸腰椎骨折脱位为屈曲应力,往往造成前柱的缩短,后柱的牵张,从而造成胸腰段的后凸畸形。前柱短缩越重,后凸畸形越重。屈曲牵张型损伤常合并有棘上、棘间韧带损伤,甚至黄韧带和关节囊撕裂,以及小关节的骨折脱位,导致棘突间隙增大,往往造成后凸畸形持续加重。

2.椎体骨折块对神经结构的压迫

在爆裂骨折椎体的后上部及后壁,在暴力作用的瞬间,突破后纵韧带向后方侵及椎管,造成脊髓及马尾神经的损伤。由于有些骨片比较锐利,有造成硬膜破裂的可能。所以此类患者禁忌使用硬膜外麻醉,以防止全脊髓麻醉的发生。

3.损伤的椎间盘对神经结构的压迫

由于髓核的生理特点,在遭受暴力时可引起纤维环和髓核向椎管内突出。屈曲牵张暴力时可导致纤维环的牵张甚至破裂,髓核组织进入椎管后造成了神经压迫。

4.来自脊髓后方的压迫

骨折的椎板和牵张断裂的黄韧带,及褶皱的黄韧带可引起神经结构后方的压迫。

5.椎管容积减小

骨折块向椎管内突入,加之椎体间的脱位。造成椎管容积的减小,从而造成神经结构的压迫。

6.椎间孔区域容积减小

由于骨折块刺激及椎体高度减小,或者小关节突的脱位交锁,造成了椎间孔容积减小,从而造成对神经根的损伤。因此,对于胸腰椎骨折脱位伴有完全性脊髓损伤的患者,应尽快恢复其椎体及椎间高度,以早期解除对于损伤节段神经根的压迫的因素,为脊髓和神经根恢复创造条件。

7.骨折血肿刺激

胸腰段骨折脱位周围损伤出血,渗透入肌肉组织形成血肿,机化后产生瘢痕,造成肌肉萎缩和粘连,降低了其收缩特性,影响脊柱的正常功能,导致腰背痛。前方的出血可以渗透至腹膜后,血肿可压迫自主神经或刺激内脏神经,从而导致了伤后腹胀和肠梗阻等严重并发症。

8.脊柱不稳定

胸腰段的后凸畸形、脱位,以及椎间盘、韧带等难愈合的软组织断裂,破坏了胸腰段正常的生物力学特性。长期的非生理状态造成了脊柱的不稳定,从而引起神经结构的刺激和腰背部的疼痛。

三、临床表现

(一)局部疼痛

剧烈疼痛,患者不能起立,翻身困难,搬动时疼痛加剧。

(二)压痛和叩击痛

棘突骨折、棘间韧带断裂,局部血肿形成者压痛明显。单纯椎体骨折者,压痛往往较轻,但叩击痛明显。必须注意多发性损伤者,由于注意力集中在其他部位,腰椎损伤的压痛可以不明显,故易被漏诊。

(三)腰背部活动受限

肌肉痉挛,重者不能起立,轻者活动明显受限,腰背部肌肉痉挛。

(四)腹胀、腹痛

患者腰椎损伤后,因后腹膜血肿刺激自主神经,致肠蠕动减弱,常出现伤后数日腹胀、腹痛、便秘。

(五)神经症状

胸腰椎损伤若同时伴有脊髓或马尾损伤,则患者损伤平面以下的感觉、运动和膀胱、直肠功能均出现障碍,其限度随脊髓损伤的限度和平面而异,可以是不完全性或完全性的,也可以是单纯马尾损伤。

四、辅助检查

(一)X线检查

正位片和侧位片是常规的检查方法,如果患者的损伤使得摆放侧位体位很困难的情况下,患者平卧,拍摄球管应当放于患者侧方,腰椎的顺列可以在正侧位平片上很好地观察出来。正位平片可以帮助显示脊柱的顺列、侧凸的存在与否、棘突的位置。如果同一椎体椎弓根间距离增宽,则提示椎体受到压缩外力,产生椎体压缩或爆裂骨折。椎体高度的丢失同样提示椎体压缩性骨折存在。侧位片可观察椎体的序列、腰椎的生理性前凸、椎体的高度、椎体受伤后局部的后凸角度、椎间隙狭窄的情况,还可以观察损伤椎体的后上角椎管侵占的情况,以及椎体骨折脱位后椎体间脱位对应关系。

(二)CT 检查

CT 检查可以清楚地显示椎管及骨折块与椎管的位置关系。对一些 X 线检查诊断明确的脊柱损伤来说,CT 检查并不一定要进行。如简单的椎体压缩性骨折、棘突骨折、横突骨折等。CT 检查可以提供普通平片难以观察到的损伤,能显示出椎板骨折、关节突骨折、椎弓根的损伤。三维重建 CT 可以了解椎体半脱位及脱位情况,螺旋 CT 可以提供给临床清楚的、高质量的影像。

(三)MRI 检查

MRI 检查可以清楚地显示脊髓和软组织图像,可以辨别脊髓受压的部位及因素、显示椎管狭窄的程度,以及脊髓损伤的病理改变等。

五、诊断

腰椎骨折结合患者病史、临床症状及影像学检查,可以明确诊断。

六、非手术治疗

非手术治疗是稳定性骨折的主要治疗方法,适用于大多数压缩骨折、稳定的爆裂骨折及一些屈曲牵张骨折。

(一)卧床休息

稳定性骨折一般不影响脊髓,通常无须手术治疗,只需要给予保守治疗。伤后卧床休息 4～6 周,同时加强背伸肌锻炼、镇痛等处理。6～8 周后即可起床活动,以后不会加重压缩畸形,而且轻度畸形不影响日后的功能。

(二)手法整复

1.缓慢过伸复位

患者仰卧于硬板床上,腰部骨折处垫枕,逐步加高,数日内加高至 10～20 cm,使其呈过伸体位,并嘱患者做背伸肌锻炼。但多数患者难以坚持,往往感到疼痛不能忍受,理论上要维持过伸位,事实上难以实现。因此,可令患者俯卧于硬板床上,并鼓励患者做背伸肌锻炼,首先抬起头及上胸部,以后再将双足同时抬高,最后一步头、上胸及双下肢同时抬起,如此可形成缓慢过伸复位。

2.双踝悬吊过伸牵引法

患者俯卧床上,双踝悬吊向上牵引双下肢,至腹部离开床面为止,必要时术者可在背部骨折处轻轻加压,加大过伸体位,使骨折复位。X线检查证实骨折复位后,即在俯卧过伸位上石膏背心,当石膏固定后解除悬吊,使患者仰卧,用石膏固定时间6~8周。

(三)牵引治疗

患者取仰卧位,上用胸廓带,下用骨盆带,相对持续牵引,牵引重量因人而异,以能将椎间隙拉开为准。若经牵引病情逐渐恢复,可牵引4~6周后撤去牵引,等待神经逐渐恢复。

(四)功能锻炼

卧床后即鼓励患者开始做腰背肌和四肢肌肉的锻炼。先做挺胸练习,同时做深呼吸运动,再用臀与头着床,胸腰悬离床面,仍同时做深呼吸和四肢伸屈运动,用力增加腹压,借以维持骨折复位后的稳定。经过医护人员的指导和坚持锻炼,患者均有不同限度的骨折复位。

七、手术治疗

(一)经肌间隙入路联合伤椎置钉术

患者全身麻醉,取俯卧位。以伤椎为中心做后正中切口,于正中线旁2 cm左右处纵行切开筋膜,触摸确定多裂肌与最长肌间隙,钝性分离,显露伤椎,以及上下椎体关节突和部分横突、椎板,确认进钉点。经C型臂机透视定位确认无误后,选择相对完整和骨折程度相对较轻的一侧置入椎弓根螺钉。预弯连接杆曲度,安置连接杆,首先以伤椎置钉侧撑开复位伤椎高度,再进行对侧复位,锁紧固定钉棒连接,两侧肌间隙放置负压引流管,逐层关闭切口。

该入路切开皮肤,显露深筋膜后,从两边寻找肌间隙,暴露手术视野,找到小关节突外侧界后置钉,显露方便,肌间隙分离过程中不会损伤肌纤维组织,术后多裂肌,以及最长肌纤维束无较大改变,肌纤维组织间无瘢痕组织形成,对患者神经与血供造成的干扰小,有利于椎旁肌束生理功能的保留,而且不损伤棘上韧带、棘间韧带、黄韧带,更利于维持脊柱后柱稳定性。

(二)小剂量骨水泥经皮椎体后凸成形术

选择双侧椎弓根入路进行手术,患者取俯卧位,术前在C型臂X线机透视下进行定位并标记,充分暴露伤椎部位,常规术野消毒、铺巾后,行局部麻醉,随后将穿刺针经双侧椎弓根刺入,于侧位透视下调整穿刺针,加大其头倾或尾倾,使穿刺针到达椎体前中部位1/3处,停止进针,保持在椎体压缩侧终板下3~

5 mm位置,借助小球囊进行椎体复位,经 C 型臂 X 线机检查其复位效果,效果满意后,将连接装有骨水泥的注射器前段置于椎体前中 1/4 处,缓慢匀速推注骨水泥,每次双侧推注 0.5 mL。小剂量组总填充剂量<3 mL,但不低于 2 mL;大剂量组总填充剂量≥3 mL,但不超过 6 mL。推注后于 X 线机透视下观察骨水泥弥散情况,及时调整其穿刺方向及深度,尽量保证骨水泥在椎体内均匀分布,当骨水泥总量推完 1/3 后,后退椎管约 5 mm,待其凝固后,拔出穿刺针,并缝合切口。

第四节　骶 骨 骨 折

一、概述

骶骨骨折是指因直接暴力或间接暴力导致骨部发生的骨折,可单独发生,也可与骨盆骨折同时出现。由于骶骨构成骨盆后环,骨盆骨折同时伴椎骨折发生率比骶骨单独骨折发生率高。根据不同的分类依据,骶骨骨折可有以下分型。

(一)根据骨折线分类

根据骨折线分类可分为横行骨折、纵行骨折、粉碎性骨折、撕脱骨折。其中,横行骨折可见于骶骨各个平面,纵行骨折及粉碎性骨折是直接的高能量损伤所致,多伴有骨盆骨折。

(二)Denis 分类

1.Ⅰ区骨折

Ⅰ区骨折即骶骨外侧缘到骶孔间区域发生的骨折,也称骶骨翼区骨折,是最常见的骨折。

2.Ⅱ区骨折

Ⅱ区骨折即两侧骶孔区发生的骨折,未累及骶管。由于可能伴有骨折脱位,患者出现不稳定骨折或骨不连的风险较高。

3.Ⅲ区骨折

Ⅲ区骨折即中央骶管区发生的骨折。由于会造成神经损伤,半数以上患者伴有肠道及膀胱功能紊乱相关的神经症状,并且大多数患者伴有性功能障碍。

（三）Tile 分型

1.A 型骨折盆环完全稳定

（1）A1 型：骨折不累及骨盆环，撕脱骨折（髂前上棘、髂前下棘、坐骨结节）及单纯髂骨翼骨折。

（2）A2 型：骨盆环受累但稳定，无移位或轻微移位。

2.B 型骨折旋转不稳定但垂直稳定

（1）B1 型：开书样损伤，需要注意的是，骶髂后韧带有能力限制患侧半骨盆的垂直移位，只要其未断裂，那么损伤类型即为 B 型。

（2）B2 型：合书样损伤，前后环损伤局限于一侧半骨盆内。骨盆后环损伤多表现为骶髂复合体的挤压伤，前环损伤多是耻骨上下支骨折。

（3）B3 型：桶柄样损伤，前后环损伤分别位于两侧半骨盆。骨盆后环损伤多表现为复合体的挤压伤，前环损伤多是耻骨上下支骨折，特殊类型 4 个耻骨支全部骨折。

3.C 型骨折旋转及垂直均不稳定

C 型不稳定的影像特征包括后环损伤移位程度＞1 cm；第五腰椎横突撕脱骨折合并骶骨骨折端分离；骶棘韧带骶骨侧或坐骨侧的撕脱骨折等。

（1）C1 型：单侧后环损伤。

（2）C2 型：双侧后环损伤。

（3）C3 型：后环损伤合并髋臼骨折。

二、病因与病理

（一）侧方挤压暴力

侧方挤压暴力是比较常见的骨盆损伤暴力形式，属于直接暴力损伤。侧方挤压暴力作用于髂骨外侧，如果暴力偏向骨盆后方，将造成髂骨后部骨折，同时暴力通过骶髂关节传导至骶骨，引起骶骨压缩性骨折。由于暴力基本与韧带纤维和骨小梁平行，因此，一般没有软组织分离破裂，通常骨折比较稳定。另外一种情况是暴力偏向骨盆前方，髂骨翼前部受挤压导致骨盆内旋，骶骨前部受挤压后骨折，而后方的骶髂韧带复合体则破裂。如果暴力持续作用，将会造成对侧骨盆的外旋损伤，形成骨盆的不稳定骨折。

（二）牵张暴力

牵张暴力可以发生在骨盆旋转暴力中。当骨盆受旋转暴力作用时，例如侧方挤压造成的内外旋、前后挤压产生的外旋,在造成耻骨联合分离或耻骨支、坐骨支骨折的同时,暴力持续向上传导被髂骨和骶髂关节对抗,过伸张力经骶髂关节传导作用于骶骨,就可能发生经第一、第二骶椎骶孔的骨折或者骶骨翼的撕脱骨折。反方向的髋骨旋转可见耻骨联合端上移,但这种损伤相对少见。

(三)剪切暴力

剪切暴力可以由骨盆向后传导。坐位时暴力作用于膝部使骨盆直接向后移位,如果受伤时髋关节于外展位,就可能导致骨盆向后上移位,骶骨侧块不能对抗所承受的剪切力时将发生骨折,依受力来源可能出现单侧骨折或者双侧骨折。

(四)杠杆作用损伤

直接加压伤可以造成骨盆前环破坏,2个半环形成分离,经骶髂关节就会导致骶骨翼的骨折。骨折常常位于第一骶椎与第二骶椎水平。如果存在更大的撬拨力传导,骨折的位置可能更向下。

三、临床表现

(一)一般症状

1.疼痛

骶尾部疼痛是骶骨骨折主要症状。由于发生骶骨骨折多是高能量损伤,骨折可能发生于多处,其他部位的疼痛可能掩盖骶尾部疼痛,尤其是骨盆前环骨折。故应该仔细询问病史,根据受伤原因、受伤时姿势等,分析损伤机制,寻找可能发生骨折的部位。

2.惧坐

因坐位时躯干重力直接作用于骶骨处而引起疼痛,故患者多采取站位或是一侧臀部就座。

3.骶尾部皮肤擦挫伤、皮下淤血及血肿

暴力作用于骶尾部可引起软组织擦挫伤。同时,骶骨位于皮下,位置较浅,骨折时易引起骨折处的血肿及皮下淤血,压痛比较明显。

4.下肢功能障碍

当骨折波及骶孔时可刺激或者损伤骶神经根,引起坐骨神经功能障碍,出现下肢痛觉过敏,感觉减退甚至消失及运动功能障碍,尤其是踝关节功能障碍,出现踝关节屈伸不能。

5.会阴区感觉障碍、括约肌功能障碍和性功能障碍

当骨折波及骶孔或者骶管时可刺激或者损伤神经根或者马尾神经,根据神

经损伤情况可以导致会阴区感觉过敏、麻木或者感觉减退、消失及大小便潴留和性功能障碍等神经损害表现。

6.足背动脉搏动减弱或消失

如果骶骨骨折合并严重的骨盆损伤，可伴有血管损伤，出现足背动脉搏动减弱甚至消失。

(二)其他症状

单纯骶骨骨折较少见，一般骶骨骨折常合并骨盆骨折，伴严重并发症，且常较骨折本身更为严重，应引起重视和警惕。

1.腹膜后血肿

构成骨盆的骨主要由松质骨组成，盆腔内有许多动脉、静脉丛，血液供应丰富。骶骨骨折可损伤盆腔血管引起血肿，若损伤盆腔大血管，可危及患者生命。

2.盆腔脏器损伤

高能量损伤作用于骶骨，不仅可引起骶骨骨折，还可引起盆腔脏器损伤。若损伤实质脏器如脾、肾等，可引起腹痛甚至失血性休克；损伤空腔脏器如直肠，若撕裂腹膜可引起腹内感染或盆壁感染。

3.神经损伤

骶骨 Denis Ⅱ型或Ⅲ型骨折很容易损伤 S_1 及 S_2 神经根，引起括约肌功能障碍。

四、辅助检查

(一)X 线检查

X 线检查可以观察骨盆和骶骨的整体观，了解骨折后骨盆和骶骨的变形情况，便于损伤情况的判断和骨折分型。骶孔线是 X 线检查中诊断骶骨骨折的重要解剖学标志。正常 X 线检查骶孔线表现为 2 条连续的凹面向下的弓形致密线影，两侧对称。骶骨骨折时骶孔线可能出现模糊、结构紊乱、中断、消失、硬化、左右不对称等现象。同时，骶前后孔相互间的位置改变也提示骶骨骨折可能。清晰的 X 线片可以确定骨折方向、分离程度等，可以了解骨盆其他骨是否骨折、与骶骨骨折关系及损伤类型等。

(二)CT 检查

CT 检查能较好地显示骨性结构，确定骨折部位，显示椎管形态及椎管内有无骨折块及骨折的类型。常规 CT 检查以轴位图像显示为主，当骨折发生于横断面时很容易被遗漏。螺旋 CT 三维重建技术的发展,使得骶骨骨折的诊断准确率大大提高,它能够使骶骨完整、立体地展现在医师面前,并且可以使图像多轴化、多角度地展现,对于判断骶骨骨折的类型、骶神经受压的部位、决定治疗方案均有重要的价值

(三)MRI 检查

MRI 检查能够获得较清楚的周围神经影像,对骶骨骨折是否合并神经损伤的诊断有一定帮助。同时,MRI 检查对骶管显示也较清楚,可以了解骶管是否变形、硬膜甚至神经根和马尾是否受压等。斜冠状位 MRI 检查可显示骶神经与周围组织毗邻关系,骶神经损伤时,可见骶神经根周围脂肪组织形态改变或消失,神经形态、直径改变、神经走行改变或中断等。

(四)脊髓造影检查

骶管造影检查解决了神经根不能显影的困难,可以较直观地了解神经根情况,对于 S_1、S_2 神经根性损伤的诊断有一定的辅助意义。

五、诊断

骶骨骨折一般根据患者症状、体征及影像学检查进行诊断,但同时,需要与其他类型脊柱疾病进行鉴别,如脊柱结核、腰椎骨折、腰椎间盘突出症等。

六、非手术治疗

稳定的 Ⅰ 型骨折,无神经损伤的骶骨骨折,以及移位很小的 Ⅰ 型骨折可以采用卧床休息,早期无负重下床活动。移位的骶骨骨折,可根据情况选择手法复位后进行牵引,非手术治疗一般包括以下内容。保守治疗过程中应当注意,长期卧床会增加患者发生骨质疏松、深静脉血栓及肌肉萎缩等并发症的风险,因此,针对并发症的预防采取相应的预防措施也是十分必要的。

(1)卧床休息,吸氧。

(2)固定与牵引:下肢牵引、支具及石膏外固定、单侧或者双侧的人字石膏固定。

(3)对于开放性骶骨骨折,需要彻底清创,视情况行进一步手术治疗。

(4)骨盆环愈合时间为 2~4 个月,后 1~2 个月可在支具保护下负重活动。

(5)根据病情,还可以在医师指导下采取药物治疗。例如镇痛药物以缓解患者疼痛、脱水药物以减轻水肿程度,以及神经营养药物以修复损伤的神经等。

七、手术治疗

(一)骶髂螺钉固定术

手术可在局部麻醉下,经皮微创进行骶髂螺钉内固定。对骨折移位明显者,应在术前、术中进行牵引复位。

1.体位

俯卧位(或者仰卧位)于 X 线床上,必要时股骨髁上牵引。

2.透视

C 型臂机放在患侧,术中透视骨盆正位、入口位、出口位及侧位。

3.复位

通过牵引或者复位器械协助复位,复位骨盆后部,使坐骨大切迹和双侧髂骨翼、髂骨皮质投影重叠,克氏针临时固定髂骨翼和骶骨翼。

4.骶髂螺钉的定位

导针进针点在髂后上棘与髂后下棘之间,髂后上嵴外约 2 横指、坐骨大切迹上方 2 横指。透视确认入针点,正位、入口位及出口位满意后(在正位图像中导针尖部位于在第一骶椎椎体阴影中,出口位导针指向第一骶椎椎体中间 1/3,导针位于第一骶椎椎体上终板附件的骨质最厚处)。打入导针到中线,一共穿过 3 层皮质骨,透视位置确认后进行钻孔。

5.置入螺钉

置入合适长度的 7.3 mm 空心拉力螺钉,再次多角度透视确认螺钉位置。

6.第二枚导针

第二枚导针打入第一骶椎椎体的前 1/3,位于椎体前半部的下方。进针方向为腹侧倾斜 20°,头侧倾斜 20°,技术要求较高。第二骶椎骶髂螺钉的骨性通道常较第一骶椎小,因而使得第二骶椎骶髂螺钉的置入风险相对更高、难度大,一般在第一骶椎椎体发育畸形或骨质破坏时采用。

有学者认为第二骶椎椎体骶髂螺钉的进钉点应在标准骶骨侧位像上骶神经根管前缘、椎体前缘、骶前孔下缘三者所围成的平向"安全通道"内,该方法的优越性在于一开始就把进钉点确定在安全区域内,进而在骨盆出入口位监视引导导针的正确指向及合适长度过程中可直接排除其突破骶神经根管、椎管及椎体前缘的可能性,从而确保置钉的安全。而大部分情况下,选择将骶髂螺钉置入第二骶椎椎体是为了分担已经置入第一骶椎的骶髂螺钉的受力,这种"两点固定"方式可使螺钉受力相对分散,从而可以更好地承担来自垂直方向和旋转方向的剪切力,从而避免内固定失败。

(二)SAI螺钉腰椎-骨盆固定术

患者全身麻醉,取俯卧位,常规消毒铺巾。选第四腰椎或第五腰椎至第三骶椎后正中切口,依次切开皮肤、皮下组织,沿棘突剥离两侧椎旁肌,显露第四腰椎、第五腰椎椎板、关节突和横突,显露骶骨后侧正中脊及骶骨椎板,充分显露骨折断端,暴露并利用神经探子探查第一骶椎和第二骶椎骶后孔。在第四或第五腰椎置入椎弓根螺钉,选择骶骨翼上第一、第二骶椎椎孔外缘中点处作为进针点,进针方向指向髂前下棘及其外侧,在横断面上外倾一定角度、矢状面上尾倾一定角度植入脊柱开路锥,边植入边用椎弓根探子探查针道,确保针道走行于髂骨内外板之间骨质内。透视髂骨斜位证实导针坐骨大切迹上方,入口闭孔斜位可确定针道是否在髂骨内外板之间,透视位置满意后置入 7 mm×(80~100)mm 的螺钉。

对于后凸明显的骶骨骨折,需要部分切除后凸的椎体,减轻对马尾神经的压迫,充分减压神经根至骶前孔后缘,用神经根探子检查神经根松弛为止。骨折复位直接置入 Schanz 针连接 T 形手柄、复位钳结合下肢向尾侧牵引纠正纵向移位和骨盆旋转移位,亦可利用内置物纵向撑开纠正骶骨纵向移位。U 型骨折横断部分,椎板切除后直接用骨刀在骨折断面撬拨纠正骶骨的横向移位,对于一侧骨盆向后侧移位者,首先利用第四腰椎和 SAI 螺钉纵向撑开,利用拧紧第五腰椎椎弓根螺钉的提拉纠正部分向后移位。如果第五腰椎至第一骶椎小关节损伤,则需要做腰骶关节后外侧植骨融合。复位过程中,仔细观察暴露的骶神经根,以免在骨折复位过程中加重神经损伤,复位和内植物植入完成后再次检查神经根。透视骨盆前后、入口及出口位,检查骶骨后环复位情况。对于 C1 型单侧损伤的骶骨骨折,采用单侧置入骶髂螺钉、后路髂骨钢板或骶骨局部钢板实现三角固定。对于 C3 型的双侧损伤,需要行双侧固定的腰椎-骨盆固定,结合横联杆、骶髂螺钉或后路张力带钢板完成横向固定。再次确认固定牢固后,生理盐水反复冲洗伤口,常规放置切口引流,逐层缝合伤口。

(三)微创腰椎骨盆三角固定技术

患者取俯卧位,皮肤切口采用旁正中切口(双侧损伤做后正中切口),旁开正中 3 cm,做第四腰椎至髂后上棘 6~8 cm 纵向切口。确认多裂肌及骶棘肌后,于骶棘肌内外侧切开胸腰筋膜,在不横断或剥离骶棘肌远端的情况下,充分游离骶棘肌内外侧。

对有神经症状的患者进行骶神经探查及减压。之后以通用脊柱内固定系统（univesl spinal syetem，USS）联合髂骨螺钉或 CDHTMLEGACY CMAS 骶髂内固定系统进行腰椎-骨盆固定。首先向外侧牵开骶棘肌暴露腰椎横突，透视引导下在第四腰椎和/或第五腰椎置入椎弓根螺钉。再将骶棘肌向内侧牵开暴露髂后上棘，置入髂骨螺钉，置钉点为髂后上棘水平，并进行扩口以便于尾帽放置，术中透视确认置钉位置准确。利用 T 形手柄 Schanz 针、复位钳或内置物纠正骨折纵向移位，横行骨折利用骨刀对骨折部位撬拨复位。USS 系统中，以平面塑形后的连接棒，经骶棘肌下方连接椎弓根螺钉及髂骨螺钉，CDHTMLEGACY-CMAS 系统中，在纵向连接棒与髂骨螺钉之间利用横向连接模块固定。

纵向固定后，透视引导下经皮置入骶髂螺钉，进针过程中反复透视，确保导针位置正确。导针位置满意后，置入空心加压螺钉。若患者不适宜做骶髂螺钉则行跨骶骨钢板固定。对侧髂后上棘外侧另做切口，制造骶骨表面皮下隧道后置入塑形后的加压钢板或重建钢板，钢板两端置于髂骨外板并以松质骨螺钉固定。若存在皮下组织或肌肉挫裂伤，应在进行清创、止血并反复冲洗后再缝合筋膜层。常规留置引流，关闭皮肤切口。

第五节　尾　骨　骨　折

一、概述

尾骨骨折在临床上以女性多见，多由滑倒坐地直接暴力造成，因其位于脊柱的最末端，可为单纯骨折，也可为单纯尾骨脱位，一般不影响脊柱的稳定性。主要表现为局部顽固性疼痛，常影响坐姿、骑车、工作、学习和生活，往往因为忽视治疗而遗留长时间的尾骨痛。

二、病因与病理

尾骨骨折多是跌倒后臀部着地受地面突出物的反作用力直接撞击所致。由于尾骨肌的收缩，加之外力作用方向多来自后下方，易使骨折远端向前上方移位，以致在 X 线片上尾骨多显示为向前弯曲的钩状。但尾椎的解剖变异较大，骶、尾骨所形成的骶尾角可以从直立位置到 90°以上，差距甚大。

三、临床表现

患者主要表现为受伤后骶尾部肿胀、疼痛、压痛、局部淤血,可触及异常活动。其中,尾部痛及局部淤血是尾骨骨折的典型症状。由于臀大肌牵拉,开始坐下或由坐位起立时疼痛尤甚,患者常不能平卧。部分患者受伤时可能会合并有直肠损伤,表现为会阴部有坠胀感,直肠指诊时可见手套上有血迹。

(一)尾部痛

疼痛程度一般可以忍受,并伴有明显的直接或间接压痛,严重者可影响大便排泄。患者常因尾部疼痛而不喜欢坐姿,甚至拒坐,愿侧身卧床休息。

(二)局部淤血

骨折伤后早期局部淤血多不明显,仅见于暴力直接作用于局部者,但伤后数天反而清楚可见。

四、辅助检查

(一)影像学检查

1.X 线检查

前后位骨盆 X 线检查对骶尾骨骨折确诊非常必要,可见骨折线呈横行或骶下部两侧骨皮质断裂,远端轻度错位。侧位片上可见骨皮质连续性中断,有骨皮质断裂、皱褶、嵌入等征象。

2.CT 检查

CT 检查能较好地判定骨折部位及隐匿性骨折,对高度怀疑骨折而骶尾骨常规正侧位片未见异常者具有特异性;螺旋 CT 三维重建技术使骶尾骨骨折的确诊率大大提高。

3.MRI 检查

MRI 检查对神经软组织有较好的分辨率,当骶神经损伤时 MRI 检查可发现骶神经周围脂肪组织消失,神经周径改变等表现。

(二)体格检查

查体可见局部皮肤淤血、红肿,触诊可见压痛表现。同时,患者进行肛门指诊触及尾椎末端时,可出现剧烈的间接压痛及张力性疼痛,尤其是伤后早期症状更加明显。

五、诊断

尾骨骨折的临床表现和骶尾骨骨折的临床表现相似,如骶尾部淤血、压痛、红肿等,在临床上易于混淆,但一般通过影像学检查等即可鉴别。X 线、CT、MRI 等影像学检查能够准确地对骨折部位结构进行检测,由此可进行鉴别。

六、非手术治疗

(一)急性期

卧床休息 3～5 天后逐渐下床活动,坐位时垫以充气物或海绵垫。对有骨折移位者,在局部麻醉下通过肛门指诊行手法复位(采取上下滑动、加压,以使远折端还纳原位,应注意用示、中指指腹持续平稳用力,勿用暴力,避免损伤直肠后壁),3 天后再重复 1 次。由于肛周肛提肌的牵拉作用,常难以获得理想复位。

(二)慢性期

可行理疗、坐浴等疗法,并注意局部勿多受压。病重者,可行骶管封闭疗法,每周 1 次,3～4 次为 1 个疗程。也可在骨折处贴敷活血化瘀、消炎止痛的药物,达到消散淤血、解除肿胀的作用。

长时间尾骨痛不消失等症状顽固者,可考虑局部封闭。经对症治疗尾骨痛仍不减轻时,可考虑采取手术治疗。

七、手术治疗

(一)尾骨骨折远端切除术

患者全身麻醉,取俯卧位。于骶尾部以骨折处为中心做横 V 形切口,凸向下。依次切开皮肤、皮下组织及筋膜,切开骶尾背侧韧带,尾骨肌和部分骶棘韧带,显露尾骨。用巾钳固定尾骨远端并适度提晃,分辨尾骨骨折断端,均能见到原骨折断端膨大而被骨痂包裹,断面处骨痂硬化。用咬骨钳小心咬除断端骨质后可见断面间纤维组织增生,符合肥大型骨折不愈合的组织学表现。助手用巾钳固定及适度提拉,术者用电刀仔细分离尾骨远端前方软组织,密切注意保护尾骨前方直肠,仔细剥离尾骨断端。如辨别不清尾骨前方界限,可由助手戴无菌手套沾石蜡油后对患者进行肛门指检,指腹朝向患者尾骨腹侧方向,术者观察指检时手指伸屈带来的肠道活动,判定骨折块与前方肠道的距离,避免切除尾骨时误伤前方的肠道,同时避免使用骨膜剥离器显露尾骨前方损伤肠道。配合电刀及咬骨钳将骨折远端及脱位的尾骨完全切除,再将尾骨残端骨质锐利处修剪平缓,少许骨蜡涂抹残端骨质,术中透视确认尾骨骨折完全去除。大量生理盐水冲洗创面,彻底止血,留置 1 根引流管,逐层缝合深筋膜及皮下、皮肤组织。

(二)切开复位微型钢板内固定

患者取俯卧位,消毒术野,术者戴手套,肛门前两腿间填塞 1 块治疗巾,骶尾部铺洞巾。用 1% 利多卡因局部浸润麻醉,麻醉满意后,行肛内复位。术者于患者左侧,令其张口呼吸,全身放松,松弛肛门周围肌肉,术者左手大鱼际压在患者腰骶部,扩肛后,右手示指缓缓插入肛门内,触摸骨折部位,一般有向内凸起感,触摸时患者常感觉疼痛或不适,术者用右手示指指腹顶在远端骨折处,左手下压腰骶部,同时令患者俯卧,此过程中,术者常有弹响感,即解剖复位成功。复位后术者右手示指维持原位置,再次消毒术野。助手戴手套,以骶尾关节为中心做 4～6 cm 的纵向切口,显露骶尾关节及骶尾韧带,切开关节囊,用微型钢板内固定,术中避免损伤骶中、骶腰、骶下动脉分支及骶尾神经。固定后用 C 型臂 X 线机观察螺钉深度及位置是否满意,反复冲洗、关闭切口。

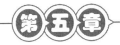

脊柱畸形

脊柱的冠状位、矢状位或轴向位偏离正常位置,发生形态上异常的表现,称为脊柱畸形。根据脊柱畸形的原因,可以将其分为特发性脊柱侧凸、先天性脊柱畸形,以及神经肌肉型脊柱畸形等,本章将对上述几种类型的脊柱畸形进行介绍。

第一节　特发性脊柱侧凸

一、概述

在脊柱侧凸患者中,约有 80% 未找到明确的病因,称为特发性脊柱侧凸。特发性脊柱侧凸属于结构性脊柱侧凸的一种,也是最常见的脊柱侧凸,为脊柱一个或多个节段向侧方向弯曲,并同时伴椎体旋转的复杂三维畸形。特发性脊柱侧凸好发于青少年,且女性多见。

按照确诊时患者的年龄,一般将特发性脊柱侧凸分为 4 类:①婴儿型(0~3 岁),②少儿型(4~10 岁),③青少年型(11~18 岁),④成人型(>18 岁)。其中,以青少年型最为多见。

二、病因与病理

特发性脊柱侧凸是复杂的脊柱畸形,其病因及发病机制目前尚未十分明确。根据目前学者对脊柱侧凸的研究总结,脊柱侧凸的发病机制与下列因素有关:遗传因素、生长发育不对称因素、结缔组织发育异常、平衡功能障碍、神经内分泌系统异常等。经临床观察,发现年龄较小、青春期生长发育尚未开始的脊柱侧凸容易进展。在脊柱侧凸参数上,较大的 Cobb 角、单胸弯、伴有较大的肋椎角和椎体旋转、明显的椎体位置异常者侧凸加重的可能性较大。而特殊的基因型、侧凸远端肌电图异常、血小板钙调蛋白和血清褪黑素水平升高,以及持续存在的骨量降低均预示侧凸有较大的进展空间。脊柱侧凸的发展常发生在快速生长期,发育成熟后<30°的侧凸倾向于不发展。

三、临床表现

大多数患者主诉某种程度上的背痛,腰段或胸腰段侧凸的患者,尤其是侧凸下段有剪切性移位的患者,背痛的发生率略高于其他类型侧凸的患者。这些患者的背痛一般不会致残,而且与 X 线片上的骨关节炎改变有关。只有胸椎侧凸影响肺功能,生存力降低与脊柱侧凸的程度增加直接相关。有学者认为,成年人特发性脊柱侧凸患者的死亡率与 100°以上的胸椎侧凸相关,即并发的肺心病。骨骼成熟时<30°侧凸,无论是何种类型,到成年时均不发展;较大的侧凸在整个成年期更易发展,尤其是 50°~80°的胸椎侧凸。

患者站立位时可发现脊椎向一侧或双侧侧凸,伴发胸廓变形,脊柱凸侧胸后壁隆起呈剃刀背畸形,弯腰时最明显。凸侧胸前壁凹陷,凹侧胸后壁平坦,前胸隆起。脊柱凹侧肋缘与髂骨翼距离缩短。骨盆向脊柱凸侧倾斜。脊柱凸侧肩胛骨抬高,双肩倾斜。少数侧凸畸形严重者,可有运动、感觉功能障碍,甚至发生不同程度的瘫痪。

四、辅助检查

(一)影像学检查

1.X 线检查

X 线是首选检查方法,是脊柱侧凸必不可少的常规检查,一般能区别侧凸的分类、凸度、脊柱旋转度及可代偿程度等,常包括站立位的脊柱全长正侧位片、仰卧位的正位片、左右侧屈位片等。

特发性脊柱侧凸的 X 线特征表现:①无脊椎骨性结构的改变,少数早期侧凸的顶椎可有轻度楔形变;②侧凸的弯曲度呈均匀性改变,不会出现短弧及锐弧;③具有一定的呈均匀变化的柔韧性,从顶椎到端椎柔韧性逐渐增加;④侧凸在胸椎以右侧凸多见,如左侧凸则要考虑非特发性脊柱侧凸的可能性;⑤特发性胸椎侧凸在矢状面上大多表现为胸椎的生理性后凸减少或消失;⑥特发性脊柱侧凸的前柱(即椎体)大多转向凸侧,而后柱(即棘突)则是转向凹侧,如旋转方向相反,要排除肿瘤或其他原因所致的侧凸。

同时,应在正位片上测量脊柱侧凸的角度。①Cobb 法:适用于侧凸角度>50°者。在原发性侧凸上端椎体的上缘及下端椎体的下缘做平行线,分别在 2 条线上做垂线所形成的交角即为侧凸角度。②Ferguson 法:适用于侧凸角度<50°者。原发性侧凸两端椎体的中心和侧凸顶点椎体的中心的连线所成交角的补角即为侧凸角度。

Risser 征是用来衡量骨骼成熟度的指标。当骨骼完全成熟时,可以在骨盆正位 X 线上看到软骨将像帽子一样覆盖在髂骨翼外上缘并变硬。根据骨骼成熟度按 Risser 征可分为 0～5 级:Risser 征 0 级是未见髂骨嵴骨骺;Risser 征 1 级是可见髂骨嵴骨骺初始骨化,髂骨翼的前 1/4;Risser 征 2 级是髂骨嵴骨骺骨化达髂骨翼的 1/2;Risser 征 3 级是髂骨嵴骨骺骨化达髂骨翼的 3/4;Risser 征 4 级是髂骨嵴骨骺骨化达整个髂骨翼,但尚未与髂骨融合;Risser 征 5 级是髂骨嵴骨骺骨化达整个髂骨翼,并与髂骨完全融合。

2.CT 检查

对怀疑或 X 线检查不能排除合并有椎体畸形的患者,应该进行全脊柱三维 CT 的检查,排除先天性脊柱侧凸可能,了解椎管内是否存在骨嵴,以及骨嵴的平面和范围。

3.MRI 检查

MRI 检查对脊髓内是否存在病变,如脊髓纵裂、脊髓空洞症等很有帮助,且不存在辐射损害,可术前常规检查。

(二)体格检查

患者应充分暴露,注意有无皮肤的色素改变,有无咖啡斑及皮下组织肿物,背部有无毛发斑块及囊性物。注意乳房发育情况,胸廓是否对称,有无漏斗胸、鸡胸、肋骨隆起及手术瘢痕。检查者应从患者前面、侧面和背面去仔细观察。检查者首先要对早期轻型脊柱侧凸的征象有所认识,从背面观察:①两肩是否等高;②肩胛是否一高一低;③一侧腰部是否有皱褶皮纹,双上肢与腰部间隙是否不对称;④腰前屈时两侧背部是否不对称,即有无剃刀背征;⑤脊柱是否偏离中线。以上体征均提示脊柱侧凸。

检查患者脊柱屈曲、过伸及侧方弯曲的活动范围。检查各个关节的屈伸活动,如腕及拇指的接近,手指过伸,膝、肘关节的活动度,有无高弓足、马蹄足、双下肢有无肌肉萎缩等。应仔细进行神经系统检查,尤其是双下肢。应确认神经系统是否存在损害,并不是所有神经系统损害的患者的体征都十分明显,可能只是轻微的体征,例如腹壁反射不对称、轻微阵挛或广泛的肌无力。但是,这些体征提示应详细检查神经系统,建议行 MRI 扫描全脊髓。

五、诊断

特发性脊柱侧凸是排除性诊断,医师应详细询问患者家族史、既往病史、手术史和外伤史,还应询问与特发性脊柱侧凸有关的情况,比如患者的健康状况、年龄,患者母亲妊娠期的健康状况、妊娠前 3 个月内有无服药史、怀孕分娩过程中有无并发症等。此外,再结合患者的典型表现、体格检查及影像学检查结果,并排除其他原因造成的脊柱侧凸后,即可进行诊断。

六、非手术治疗

常见的非手术治疗方法包括理疗、体操疗法、石膏、支具等,但最主要和最可靠的方法是支具治疗。

(一)治疗原则

(1)Cobb 角<20°,需严密观察,如每年进展>5°,并且 Cobb 角>25°应行支具治疗。

(2)Cobb 角 20°~40°,应行支具治疗,如每年进展>5°且<40%。

(3)Cobb 角 40°~50°,由于侧凸>40°,进展的概率较大,因此,如果患者发育未成熟,应建议其手术治疗。发育成熟的患者,如果侧凸发展并>50°,并且随访发现侧凸有明显进展的患者,也应采取手术治疗。

(4)Cobb 角>50°,需采取手术治疗。

(二)支具治疗方法

支具治疗后患者应进行站立位脊柱全长正侧位 X 线检查,佩戴支具摄片观察侧凸矫正率是否超过 50%,如超过 50%,说明支具治疗效果满意。支具治疗后,通常需要 2~3 周才能适应支具,应鼓励患者尽快地增加佩戴支具的时间。每 4~6 周复查 1 次支具情况,以防止因患者身长增高而出现支具失效。复查时,应去除支具,摄站立位脊柱全长正侧位 X 线片,根据 X 线片表现评价侧凸的进展情况。注意两个结构性弯曲到 50°或单个弯曲超过 45°时,不宜使用支具治疗;合并胸前凸的脊柱侧凸不宜用支具治疗,因支具能加重前凸畸形,使胸腔前后径进一步减少。

(三)支具治疗方案

如果支具治疗有效,女性患者应佩戴至初潮后 2~3 年、Risser 征>4 级,男性患者佩戴至 Risser 征 5 级,然后可逐渐停止支具治疗,继续随访数年。

骨骼发育未成熟的患者,支具治疗侧凸仍然进展并超过 40°,则需要手术治疗。如果侧凸超过 40°,但发育已接近成熟的患者,例如,一名初潮后 1 年、Risser 征 3 级的女性患者出现这种情况,最佳处理是先观察 6 个月以确定侧凸是否进展,如果侧凸超过 50°,应行脊柱侧凸矫形及脊柱融合。

七、手术治疗

(一)特发性脊柱侧凸后路矫形融合手术

患者麻醉后取俯卧位,注意眼球及面部避免挤压,同时对腋下、胸廓、骨盆、会阴、膝关节、踝关节等易受压部位垫棉衬等予以保护,整个手术过程应轻柔,避免对胸、腹部暴力挤压。妥善安装神经电生理监测电极。术前应体表定位,消毒铺巾后贴皮肤保护膜。

取脊柱后正中切口,依次切开皮肤、皮下组织,沿棘突两侧剥离背肌及骶棘肌,显露椎板与关节突,并充分松解关节突外侧肌肉,避免损伤胸膜。合理使用双极电凝,充分止血,但应保护脊髓节段动脉。骨刀行小关节松解或 Ponte 截骨等以增加矫形能力。

按照术前设计合理选择螺钉/钩分布。根据解剖标志置入椎弓根螺钉,并应用透视等方法确认椎弓根螺钉位置、方向、深度。必要时可应用导航或机器人辅助以提高置钉准确率,减少因置钉造成的神经功能损害。选取合适长度钛合金棒或钴铬钼合金棒,预弯胸后凸及腰前凸后连接各螺钉,转棒后重建矢状位曲度,合理使用凸侧压棒技术或者直接去旋转技术。

依次进行凹侧撑开、凸侧加压操作,完成冠状面矫形,可以使用"工"形架等术中辅助装置帮助控制躯体平衡和双肩平衡,改善躯干偏移。矫形操作应逐步轻柔进行,避免过度矫形造成脊髓损伤,注意神经电生理监测信号变化,必要时应降低矫形程度。去除棘突及椎板皮质骨作为植骨床,可选用自体骨、同种异体骨或新型植骨替代材料进行脊柱融合。放置引流管、逐层密切缝合切口。

(二)脊柱截骨矫形术

患者术前完善脊柱 CT 检查与 MRI 检查,评估手术耐受度,制定手术方案。患者全身麻醉后,按术前影像学检查明确椎弓根螺钉置入长度、角度,分离骨膜,椎弓根螺钉分别置入脊柱后侧凸拟截骨椎体上下段。根据术前制定的截骨角度、范围,对侧后凸脊柱椎体行楔形截骨,切除脊柱椎体后壁、后缘。脊柱截骨完成后,凹侧放置预弯连接棒,向正常生理曲度旋转,凸侧截图间隙逐渐闭合,同时行三维矫正。若矫正后截骨间隙未闭合,选择恰当松质骨置入,行植骨融合。

第二节　先天性脊柱畸形

一、概述

先天性脊柱畸形是指在脊柱胚胎发育过程中,脊椎形成障碍或分节障碍所致的先天性脊柱畸形,包括前凸、后凸和侧凸。通常在婴幼儿期被发现,畸形不严重者可能在青春期才会被发现。随着育龄妇女叶酸使用的普及,人群整体发病率在下降。

(一)脊椎形成障碍

脊柱形成障碍指脊椎任何一部分的缺失。最常见类型是半椎体,它是指脊椎一侧特定部位的结构完全形成缺陷。半椎体按其上下椎间盘和骺板存在与否可分为完全分节(存在上下椎间隙)、部分分节(存在上或下椎间隙)和未分节(无椎间隙)。

(二)脊椎分节不全

脊柱分节不全指在未分节的两个或多个椎体间存在骨性连接,即骨桥。依骨桥的位置不同可发生不同的畸形,骨桥位于侧方可产生侧凸,位于前方产生后凸,位于后方则产生前凸,如果椎体环形一圈未分节,则影响脊柱的生长,而不发生侧凸畸形。而决定侧凸进展的速度则取决于凸侧的生长发育程度,如凸侧椎间隙较大,则凸侧生长潜能较大,侧凸易加重,反之,侧凸发展缓慢。

(三)混合型

混合型是指同时合并脊椎形成障碍和脊椎分节不良的多发性先天性脊柱畸形,可合并其他系统畸形。

二、病因与病理

基因突变或任何致畸因素刺激导致脊椎原始发育原基的破坏,引起脊椎软骨化和骨化障碍,从而导致先天性脊柱畸形。同时,环境因素特别是在妊娠早期所处的环境因素对先天性脊椎畸形的发病有重要影响。目前被证明与椎体发育缺陷相关的环境因素包括低氧、乙醇、维生素缺乏、高热、糖尿病等。

脊椎形成障碍可单独存在,也可与其他脊柱脊髓先天性畸形同时存在,一般发生于胚胎期第三至第五周前。脊椎分节障碍畸形一般发生于胚胎期第六至第八周,累计 2 个或 2 个以上脊椎。可与其他脊柱脊髓先天性畸形同时存在。混合型脊椎畸形为脊椎胚胎发育 3 个阶段异常共同导致的脊柱畸形。可以孤立存在也可合并其他神经轴发育异常,如脊柱裂、椎管内脂肪瘤、脊髓栓系综合征、脊柱脊髓裂,以及先天性肿瘤、泌尿系统或胃肠道系统异常、先天性心脏病。内脏异常。在上述病理学的基础上,如果出现单一矢状面上的脊柱前柱分节不全和/或椎体形成不良等畸形,导致脊柱前后方向的生长发育的不平衡,可以出现先天性后凸畸形,大多数后凸畸形伴随侧凸,表现为侧后凸畸形。而椎体后柱分节不良可导致先天性脊柱前凸,但临床上因单一后柱分节不全或先天性后柱融合造成的单一矢状面前凸畸形较少见,更多的是伴侧凸的前凸畸形。

三、临床表现

先天性脊柱畸形患者早期可仅表现为对患者外形的影响。上胸段半椎体畸形可引起双肩不等高和剃刀背畸形,因而在早期常被发现。中胸段半椎体畸形对脊柱外形影响较小,半椎体位置越低,躯干的倾斜越明显。混合型畸形的患者可以表现为严重的脊柱畸形,且合并其他系统异常的概率更高。

先天性脊柱前凸如果发生在胸段,胸骨与脊柱的距离不断缩短,胸腔的前后径减小,胸廓活动受限,从而影响肺功能,严重患者最终的转归可能是呼吸衰竭甚至死亡。畸形发生在腰段会出现腰椎过度前凸,椎体向腹壁靠近。

先天性脊柱后凸临床症状主要表现为过度后凸和继发性过度前凸所引起的腰背痛。脊柱前柱分节不良所致的后凸多为均匀性后凸,很少造成截瘫。脊柱前柱形成障碍所致的先天性脊柱后凸由于累及的节段少且后凸严重,其预后最差,疾病多呈进行性进展,最终常造成截瘫。

先天性脊柱侧凸所引起的继发性胸廓畸形可引起患儿心肺发育不全心肺储备差,另可能出现包括心脏移位、心律失常、肺活量减少、肺炎等。腹腔畸形可引起胃肠功能紊乱,导致消化不良,食欲缺乏。此外,由于椎体畸形和椎间盘退变引起的神经根牵拉可产生相应躯体部位的刺激性疼痛,严重者可引起脊髓功能障碍甚至瘫痪。

先天性脊柱畸形常伴随以下畸形,如脊柱裂、脊髓裂、骶尾部畸胎瘤、皮肤窦道、骶骨或髋关节发育不良先天性高肩胛畸形、脊髓空洞症、肋骨胸廓畸形,以及泌尿系统和胃肠道系统异常等。

四、辅助检查

(一)先天性脊柱前凸

1.X线检查

全脊柱侧位X线检查可见脊柱的前凸畸形,多见脊柱椎体间分节不良,常伴有肋骨融合、并肋及胸廓发育不良综合征的表现。

2.CT检查

CT检查横断面可见脊椎向前方突入胸腔,导致胸廓前后径明显缩小,甚至可致肺不张。

3.MRI检查

MRI检查全脊柱扫描可用于排除合并其他先天性畸形。病变部位前柱发育良好有椎间盘信号的组织,后柱常有分节不良。可发现椎管内的病变,包括脊髓纵裂、脊髓栓系综合征、脊髓空洞症和椎管内肿瘤等表现。

(二)先天性脊柱后凸

1.X线检查

全脊柱侧位X线检查可见脊柱后凸畸形和脊椎发育异常。相邻2个节段以上的脊椎融合可伴有肋骨融合,并肋及胸廓发育不良综合征等,有时可见椎弓根间距增宽、脊柱裂、脊髓裂等。

2.CT检查

CT检查可见椎体前柱发育异常、椎体楔形变、椎体缺失等。部分患者同时可见椎管狭窄、脊柱裂、椎板缺失、椎体旋转半脱位等改变。出现旋转半脱位者可见脊柱的连续性中断。

3.MRI检查

全脊柱MRI检查有助于全面了解脊椎脊髓的发育异常,扫描范围至少应上至枕骨大孔下至骶尾骨,可发现脊髓呈弓弦状拉紧,并在后凸畸形顶椎区受压迫。脊髓压迫严重者可出现继发性的脊髓空洞症及脑积水。半椎体间为类似椎间盘信号的组织,MRI检查可发现椎管内的病变,包括脊髓纵裂、脊髓栓系综合征、脊髓空洞症和先天性椎管内肿瘤等表现。伴旋转半脱位者可出现椎管连续性丧失。

(三)先天性脊柱侧凸

1.X线检查

X线检查作为先天性脊柱侧凸患者的首选检查方法,在显示脊椎畸形的整体改变、柔韧性等方面有其他检查无可比拟的优势。应拍摄站立位前后位、侧位片,正位片最好能包括脊柱全长或至少包括胸椎至髂骨翼,侧位片投照中心应通过侧凸的顶点。先天性脊柱侧凸椎体及椎间隙左右宽窄不均,凹侧椎体变扁,椎间隙变窄,凸侧椎体、横突和肋骨后角都向后旋转,椎弓根向内移位。需注意观察椎体畸形的数目、部位及脊柱侧凸的类型。

2.CT 检查

CT 三维重建技术确定半椎体位置及特点,通过三维图像的旋转和表面遮盖技术,能够去除肋骨对椎体的遮挡,并从多个角度对畸形进行观察。

3.MRI 检查

MRI 冠状位和矢状位图像可更清楚地观察大多数脊椎的畸形,较 CT 检查可更好地显示合并出现的异常,了解脊髓有无畸形,如脊髓纵裂、低位脊髓、脊膜膨出、皮样囊肿、脊髓空洞症、脂肪瘤等。

五、诊断

询问患者有无家族史,脊柱畸形的发现时间、程度与发展情况,有无外伤、感染、肿瘤及代谢性疾病等病史,并且结合影像学检查,对先天性脊柱畸形做出诊断。

六、非手术治疗

对大多数先天性脊柱畸形患者来说,由于后天畸形治疗困难或无法治疗,风险也加大,所以一旦发现,尽早治疗是必要的。轻度畸形可以观察或支具控制。支具虽不能控制畸形进展,但可控制上、下代偿弯的发生和进展,引导脊柱生长而保持躯干平衡,推迟手术。与特发性脊柱侧凸不同,非手术治疗如支具对于先天性脊柱畸形作用非常有限,早期手术治疗是最重要的治疗手段。

七、手术治疗

(一)原位融合术

原位融合术分为后路融合术和后路融合加前路融合术。

后路融合一般指不用器械的后路融合术,被认为是治疗先天性脊柱畸形的经典方法,手术简单安全,效果可靠。绝大多数患者可以耐受手术,甚至幼儿。术中应融合整个畸形节段的两侧椎板,应有大而较厚的植骨块,这可能需要异体骨与自体髂骨,以避免假关节形成及畸形加重。但对严重畸形的患者,此法不宜,因不能控制畸形,及假关节形成的较大可能性。如半椎体在腰骶部,可能引起躯干变形,和较大的代偿性胸腰畸形,不宜行后路融合,最好采用半椎体切除术。

如后路融合后出现畸形加重,除假关节形成原因外,曲轴现象也是原因之一,因脊柱后方被融合骨块限制,而前方椎体继续生长的结果,椎体与融合的后部结构一起呈轴位旋转,引起畸形明显加重。不论单纯后路融合,或前、后路融合的患者,应该用石膏或支具固定到 X 线提示已有骨性融合时。以后在生长活跃期整天或部分穿戴支具,可能有益。后路融合缺点是需要融合相对较长的脊柱节段,这将对融合范围内的椎体生长起限制作用,如果融合部位涉及腰椎,以及在骶椎上方几个节段,就可能出现融合节段以下椎间盘退变问题,退变由低位向高位发展。

(二)半椎体切除术

患者取俯卧位,垫高胸部及骨盆使腹部悬空。铺巾前在半椎体部位做一标记并透视,以便确认半椎体位置并限制过度切开及剥离。进行前后侧联合入路,前侧根据半椎体的位置选择标准经胸腔腹膜后或腹膜后入路。前侧入路只需要暴露半椎体及其上下方的椎间盘。剥离时使用电凝止血,完成剥离后,进行局部 X 线检查或透视以确认节段正确。

在切除半椎体切除前置入椎弓根钉,内植物为钛且年纪小的患者可以使用 3.5 mm 或 4.5 mm 棒系统,螺钉的直径和长度可以根据术前 CT 来选择。首先用钻孔器在骨松质正确的起始位置上开口,使用椎弓根椎从椎弓根扩口到椎体,进入椎弓根,探察椎弓根四壁及椎体底壁,以确认位置正确。然后根据探针深度确定螺钉长度。使用较螺钉长 0.5 mm 的丝攻,再次探察椎弓根四壁及底壁,然后置入正确直径和长度的固定螺钉。使用椎弓根钉触发肌电刺激来确认螺钉位置正确,然后拍正侧位片并透视。

使用 Cobb 分离器和顶端弯曲的器械剥离至横突外侧并向下到椎体外侧壁,接着放置弯拉钩,如果半椎体位于胸椎处,必须先切除肋骨头。切除凹侧小关节关节面促进融合,然后用 Kerrison 钳从中间开始切除黄韧带,接着切除半椎板。切除范围应扩展到小关节面,同时应确认半椎体上、下显露出的神经根并加以保护。椎弓根上方的横突及背侧的骨皮质可以用相同的方式切除,直到椎弓根的骨松质及周围的皮质显露出来操作过程中注意避开神经根,特别在半椎体椎弓根壁的头尾端。用 Cobb 剥离器剥离椎体和椎弓根的外侧面至骨膜下,并起到牵拉和保护作用,使用神经根拉钩保护硬脊膜内容物。在椎弓根内并向下局限于椎体内逐步操作,有助于保护周围重要软组织,并易于去除皮质外壳,使用刮匙或垂体咬骨钳能很容易地去除椎弓根的壁,同时保留椎体的壁。进行楔形切除,包括上下椎间盘及椎间盘的凹面。把切除椎体内的骨松质及同种异体骨植入楔形切除处的前方,使用椎板钩并对椎体三点加压能有效地压缩并闭合半椎体切除处,压缩过程要缓慢并在可控范围内,硬脊膜要在视野范围内,保证其在后侧结构闭合时不被卡压。

前侧切除应先确认半椎体位置,在其上方做一全厚骨膜下瓣。从邻近上方椎体的下方终板到邻近下方椎体的上方终板间做一纵向全层骨膜切开,直到能看到半椎体椎弓根。切除半椎体上下方的椎间盘至后纵韧带。然后回到椎体后侧壁,使用咬骨钳和磨钻切除半椎体的椎体部分。开始后侧的切除,从半椎板到椎弓根。当两侧切口打开,手术视野暴露好后,可以同时通过两侧切口进行椎弓根切除,这样能获得很好的视野并最大化控制手术范围。一旦半椎体切除,就尽量使用三棒技术矫正畸形,通过放平手术床或辅助矫形,并推挤凸侧脊柱来帮助闭合楔形切除处。

(三)凸侧骨骺阻滞术

以胸腰椎畸形患者为例,患者气管插管下行全身麻醉,取侧卧位,凸侧在上。半椎体位于第五至第十一胸椎节段采用开胸术,位于第十二胸椎至第二腰椎节段采用胸腹联合切口。阻滞范围包括半椎体在内的凸侧半的 4 个椎间隙 8 个生长板。术中注意防止胸腹膜损伤,进入凸侧椎体侧前方,注意保护胸腹腔大血管,显露包含半椎体在内的 4 个椎间隙。先凿除凸侧椎间盘和椎间骺组织,然后用髓核钳或刮匙去除残余的骺板,将自体肋骨或髂骨经咬骨剪咬碎后植入椎间隙内,相同的方法处理其余 3 个椎间隙;取与骨骺阻滞手术节段相对应的后正中切口,显露对应融合节段凸侧椎板及关节突,将椎板表面的软组织完全去除,使皮质骨成毛糙面后,植入预先剪成条状的肋骨或髂骨,同时破坏关节突间关节软骨,并行关节面间植骨融合。检查椎体前方有无明显出血,彻底止血后关闭切口。

第三节　神经肌肉型脊柱畸形

一、概述

神经肌肉型脊柱畸形是指由于神经和肌肉方面的疾病引起的肌力不平衡,

特别是脊椎旁肌肉左右不对称造成的畸形。常见的神经、肌肉类病症原因包括脊髓灰质炎后遗症,大脑痉挛性瘫痪、进行性肌肉萎缩等。

二、病因与病理

神经肌肉型脊柱畸形分为神经源性和肌源性,神经源性又分为上运动神经元病变和下运动神经元病变,其具体发病机制目前尚未完全确定。椎旁肌为脊柱提供重要的动力性稳定作用,而脊椎、椎间盘及韧带对抗弯曲的能力比较小。神经肌肉型疾病均可引起肌肉功能受损,导致肌力降低或对随意肌肉的协调控制障碍,或丧失感觉功能如本体感觉等,导致躯干平衡的调节功能紊乱,最终影响脊柱的动力性稳定。

例如,脊柱肌肉萎缩几乎都引起脊柱畸形,其明显特征是中轴肌及肢体近端肌无力,而弗里德赖希共济失调性脊柱畸形的发展与全身肌力降低没有明显的相关性,其脊柱畸形的发病机制可能是平衡和姿势反射的紊乱,而不是肌力降低。脊髓空洞症造成脊柱畸形的机制既可能包括脊髓内反射异常、本体感觉传导通路损害、姿态平衡功能障碍,也可能是对支配躯干肌特别是椎旁肌的脊髓前角及椎体束造成损害而引起椎旁肌的不平衡。

神经肌肉型脊柱畸形患者初期在卧位时脊柱是直的,但在直立体位则发生弯曲或畸变。脊柱一旦发生轻微弯曲,就有不对称的力作用在终板上,作用在终板上的负荷增加将抑制其生长,负荷减少则生长较快,因而畸形的凹侧终板受到的压力负荷增加而致发育减慢,而凸侧负荷相对减少而生长加快,这种应力不均作用的结果是导致凹侧椎体发育抑制和椎体楔形变。畸形的进行性发展随椎间盘,椎骨和关节突改变而不断加重,这些姿势性弯曲渐变成结构性畸形。许多神经肌肉型疾病患者在发生畸形时年龄很小,发生椎体畸形的潜在可能就非常大。

三、临床表现

(一)脊柱侧凸

神经肌肉型疾病功能障碍最后共同累及的部位是肌肉细胞,其脊柱侧凸因而具有部分共同的特点,但弯型也存在差异。神经肌肉型侧凸比特发性脊柱侧凸发病更早,如脊肌萎缩症的脊柱侧凸发病年龄通常在 6 岁前,痉挛性脑瘫患者大多在 10 岁前发生脊柱侧凸。如神经肌肉型疾病出现得越早或疾病越重,则其脊柱侧凸也越严重。

与特发性脊柱侧凸不同,大多数神经肌肉型脊柱畸形是进展型的,即使很小的侧凸在骨骺成熟后还会持续发展。特发性脊柱侧凸的进展多发生在青春期生长高峰时,其生长高峰期可以预测,通常为女性 10～14 岁、男性 12～16 岁。脑瘫患者的生长高峰期跨度较大,最早可为 8 岁,最迟可至 20 岁,因而其脊柱侧凸发生进展的时间也变化较大。

(二)骨盆倾斜

神经肌肉型脊柱畸形常延伸到骶骨和骨盆而致骨盆斜倾。骨盆倾斜可给患者带来很大的痛苦。伴有骨盆倾斜的患者由于坐位时的负重面不平整,常诉就座时疼痛,保护性感觉丧失者可形成压疮。感觉存在者,疼痛可能限制患者对就座的耐受能力。有压疮者可能引起坐骨或股骨大转子骨髓炎。

骨盆倾斜会导致患者骨盆出现"吹风样"改变,给髂骨内固定物的置入带来麻烦。骨盆倾斜还可能诱发髋关节半脱位或脱位,约 1/3 的髋关节脱位发生在倾斜骨盆的低侧,约 2/3 的髋关节脱位发生在倾斜骨盆的高侧。

(三)心肺功能障碍

神经肌肉型脊柱畸形的肺功能降低是多种因素作用的结果,呼吸肌无力、肌纤维化和挛缩,以及严重的脊柱畸形是导致限制性肺通气障碍的 3 个重要因素。杜氏肌肉营养不良症患者能站立时,为肺功能的高峰期,此后由于患者肌无力的不断加重,肺功能每年约退化 4%,降至正常预计值的 25% 后一般不再减少,直至患者死亡。

杜氏肌肉营养不良症和弗里德赖希共济失调等疾病都可能直接损害心肌,引起心脏疾病。杜氏肌肉营养不良症患者的心肌受累是普遍存在的,50%～90% 患者有心电图异常,心脏功能的受累程度通常与骨骼肌功能障碍程度一致。弗里德赖希共济失调常并发逐渐加重的心肌病和心力衰竭,通常于 30～40 岁时死亡。

(四)营养不良

引起神经肌肉型脊柱畸形患者营养不良的原因较多,包括唇、舌及咽部肌肉的不协调使患者咀嚼和吞咽困难,胃食管反流导致的反流性呕吐、食管炎及吸入性肺炎等。

四、辅助检查

X 线检查是诊断神经肌肉型脊柱畸形的主要手段。多数神经肌肉型脊柱畸形患者的 X 线检查会表现为冠状面上长的 C 型弯曲,至少累计 6 个或 6 个以上椎体。此外 X 线检查也是评价骨盆倾斜的主要手段。

常规的 X 线检查应该包括站立位的全脊柱正侧位片。但是由于神经肌肉型畸形患者多伴有肌肉功能差,检查时患者难以独立完成,往往需外人辅助才能站立。此时应尽可能地减少外力支持,以反映重力作用下脊柱畸形的真实情况和躯干的平衡状态。

五、诊断

查体需关注患者的神经系统异常体征、肌肉营养状态、活动耐量及心肺功能等。通过对患者的问诊,结合临床表现及辅助检查可对神经肌肉型脊柱畸形做出诊断。

六、非手术治疗

对神经肌肉型脊柱畸形的治疗因人而异。在大部分患者中,坐姿的调整和支架治疗对神经肌肉疾病患者脊柱的畸形并没有长期效果。与特发性脊柱侧凸相比,神经肌肉型脊柱畸形患者支具治疗的意义在某种程度上是为了能够稳定脊柱和骨盆,给肌肉无力的患者提供躯干上的支撑,从而解放患者的上肢使其能够进行日常的生活。但是支具可能改善坐的能力却并不能改变弯曲的进展,特别是在青春期生长高峰出现之后,支具治疗无效,此时必须通过手术的纠正和固定来防止弯曲的进展。

脊柱矫形支具分为主动型和被动型。主动型支具作用机制是通过肌肉主动收缩而纠正脊柱侧凸畸形,适用于能控制躯干或可以走动的患者,主要包括轻度脑瘫患者尚有配合主动训练的能力,以及伴有后凸型脊柱畸形的患者。由于多数神经肌肉型脊柱侧凸患者缺乏主动控制的正常矫正反射或主动配合支具矫正的能力,被动型支具就显得更有效,这些患者常需要用定制的全接触式支具,这种支具能明显改善早期柔软的脊柱畸形,但由于全接触型支具可能对胸廓躯干的发育起着一定的限制作用,需要进行频繁的支具更换。轮椅坐位托架适用于受累严重的和不能控制头颅的患者,如脑瘫患者,能使躯干挺直、骨盆保持水平位置、减少痉挛反射强度,以及控制压力分布,有效地容纳或调整严重的脊柱畸形,使患者能被置于端正的坐姿。

七、手术治疗

很多神经肌肉型脊柱畸形需要手术治疗。手术的目的是使脊柱在水平的骨盆上维持矢状面和冠状面上的平衡。神经肌肉型脊柱畸形手术融合节段的长度应长于特发性脊柱侧凸通常融合的节段数,上方融合应达到第四胸椎或以上。如果出现结构性的骨盆倾斜,则融合一般应向下达到骨盆水平。对需要融合至骨盆水平的患者,保持腰椎的生理性前凸很重要,其余的治疗方法与特发性脊柱侧凸相似。对于非常年幼的神经肌肉型脊柱侧凸患者需要先进行矫形支具治疗,进行最终的脊柱融合手术前,佩戴支具后脊柱可继续生长,侧凸的进展速度可能减慢。

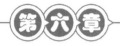

脊 柱 肿 瘤

脊柱肿瘤发病率较低,按照肿瘤来源可以分为原发性肿瘤和转移性肿瘤。其中,转移性肿瘤在脊柱肿瘤中最为常见,多由其他系统恶性肿瘤转移而来,主要以乳腺癌、肺癌、前列腺癌居多。原发性肿瘤较少见,又可分为原发性良性肿瘤和原发性恶性肿瘤。

第一节　原发性脊柱肿瘤

一、概述

原发性良性肿瘤包括血管瘤、软骨瘤等,原发性恶性肿瘤包括多发性骨髓瘤、骨肉瘤、脊索瘤等。

(一)血管瘤

脊柱血管瘤在脊柱良性肿瘤中较常见,在脊柱中其发生率依次为胸椎、腰椎、颈椎和骶椎。女性的发病率高于男性,发病率有随年龄增加而增高的趋势。

(二)软骨瘤

软骨瘤以多发的软骨瘤为特点,主要发生于脊柱后方结构。多发性软骨瘤生长较单发性软骨瘤快,并可导致肢体短缩和弯曲畸形。在严重的患者中,幼儿期即表现出症状与体征。

(三)多发性骨髓瘤

多发性骨髓瘤是最常见的原发性恶性骨肿瘤,多见于 40 岁以上的男性,主要发生于中老年人。骨髓瘤是一种单克隆的浆细胞异常增生所致的血液系统恶性肿瘤,脊柱为好发部位,其中以腰椎最为常见,其他部位如胸椎、骶骨等也常发生。骨髓瘤主要侵及骨髓,但也可在骨外形成侵及灶,如发生于肝、脾、肾等。

(四)骨肉瘤

骨肉瘤肿瘤细胞在脊柱的发病率较低,可直接形成骨或骨样组织。该病常起源于椎体,侵及椎弓根及后方附件,很少单独累及附件。骨肉瘤是一种高度恶性肿瘤,具有很强的局部侵袭性。

(五)脊索瘤

脊索瘤是一种少见的低度恶性肿瘤,好发于中轴骨两端,个别的也见于胸腰椎。由脊索组织残留的衍生物演变为瘤体,一般均为单发病变。可发生于任何年龄,但由于演变过程缓慢,因此,好发年龄大多在 40～50 岁,且男性多于女性。

二、病因与病理

(一)血管瘤

目前脊柱血管瘤的病因和发病机制尚未明确。但根据研究表明,骨血管瘤的发生可能与先天畸形、局部血液瘀滞、外伤等因素有关。

1.先天畸形

脊柱血管瘤的病因及发病机制暂无定论,一般认为脊柱血管瘤是由新生的毛细血管或者海绵状血管构成的良性病变,起源于脊柱内血管。也有学者认为脊柱血管瘤并非真性肿瘤,而是血管发育异常造成的错构性血管畸变或局部静脉曲张。

2.局部血液瘀滞

患者由于外伤或某些物理化学因素导致的骨骼局部血液淤滞有可能造成血管的结构异常,这些异于正常的血管结构有可能会导致脊柱血管瘤的发生。

3.外伤

外伤导致的皮下及骨骼血管受损,将可能导致血管在恢复重建的过程中出现异常的生长,从而导致局部的良性病变。

(二)软骨瘤

脊柱软骨瘤的病因至今尚未完全清楚。对于单发性软骨瘤,有学者认为是一种真性肿瘤,也有学者认为它是发育性骨骺生长欠缺。对于多发性软骨瘤,多认为与遗传有关,约 80% 的多发性骨软骨瘤有 *Ext* 基因突变,现已发现的致病基因位点包括 *Ext1*、*Ext2*、*Ext3*。其中,*Ext1*、*Ext2* 都是肿瘤抑制基因,其编码的蛋白质作为糖基转移酶和催化生物合成的硫酸乙酰肝素。*Ext1* 和 *Ext2* 基因突变已确认可导致多发性骨软骨瘤,其突变形式包括缺失突变、插入突变、碱基突变及相关染色体突变。

(三)多发性骨髓瘤

多发性骨髓瘤的病因尚不明确,可能与遗传、电离辐射、化学物质、病毒感染、抗原刺激等多种因素有关。大多数为原发性,目前有证据表明分子细胞遗传异常导致的多种原癌基因的活化、抑癌基因的失活及转录因子失调与多发性骨髓瘤的发病有关。另外,骨髓微环境中某些细胞因子和生长因子与多发性骨髓瘤的形成和恶化密切相关。

(四)骨肉瘤

骨肉瘤发病机制目前不明。多数学者认为骨组织的任何部分均能产生骨肉瘤,但以骨膜深层为最易。当肿瘤发生或蔓延至骨膜下时,骨膜即被肿瘤由骨面剥离而产生反应性新生骨,骨纹呈日光放射样。肿瘤与骨干相连接处,新生骨呈三角形。当骨膜下的肿瘤继续发展时,新生骨小梁逐渐消失,在 X 线上呈一种紊乱无秩序的骨性阴影。

(五)脊索瘤

目前认为在胚胎发育过程中,脊索组织可能残留或迷走,通常残存于体轴的两端,即颅底蝶骨枕骨部和骶尾部。脊索瘤就是这些残留或异位的脊索组织发生的,并有恶变倾向。

脊索瘤有纤维假包膜,内含灰白或浅黄色胶状物。因出血或坏死,在大体标本中可发现暗红色出血区、含液质的假囊腔,以及肉芽样组织。

三、临床表现

(一)血管瘤

脊柱血管瘤患者大多数病变无临床症状,多由影像学检查偶然发现,由无症状进展为有症状的约为 3.4%,称为脊柱侵袭性血管瘤或症状性椎体血管瘤。脊柱血管瘤可累及相邻 2 个节段,瘤体均侵及椎体,部分侵及椎弓,可侵入椎管内,并伴有椎旁软组织团块。少数患者仅表现为局部疼痛,大部分患者伴有脊髓或神经根损害,表现为四肢无力,感觉减退,肌力减弱,活动障碍,大小便困难。妊娠期第三个月可急剧进展,1 个月内进展至不全截瘫。产生脊髓压迫的原因:①病变椎体膨大向后移位压迫脊髓;②病变突破椎体骨皮质向椎体外生长,常侵及横突、椎弓根及硬膜外间隙引起脊髓压迫;③椎体骨折引起部分椎体或瘤体向后移位压迫脊髓;④肿瘤出血进入硬膜外间隙造成脊髓压迫。

(二)软骨瘤

软骨瘤常在儿童期和青春期即可发现。脊柱单发软骨瘤极少见,发生在脊柱的软骨瘤大多是多发性软骨瘤病位于半侧躯体的一部分,儿童或少年时发病,无明显症状,随着年龄增长、肿瘤影响骨骺的生长发育而逐渐出现脊柱畸形,驼背和姿势异常应引起注意或重视而就诊。患者成年后,肿瘤即自行停止生长。若发现肿瘤继续生长,则应注意肿瘤可能有恶变,应及时予以彻底切除。

(三)多发性骨髓瘤

1.骨痛、局部肿块和病理性骨折

几乎所有的患者在临床病程中都会出现骨损害的表现,如骨痛、溶骨病变、弥漫性骨质疏松或病理性骨折。骨痛常常是早期和主要症状,其中以腰骶痛最常见,其次是胸痛和其他部位疼痛。早期疼痛较轻,可为游走性或间歇性,数周或数月内渐变为持续性,后期疼痛较剧烈,常随活动、负重或咳嗽等情况而加重,休息及治疗后减轻。骨髓瘤细胞自骨髓向外浸润,可引起骨骼局灶性隆起形成骨骼肿块,肿块局部可有压痛,骨皮质可有波动感,甚至有响声。

2.贫血和出血倾向

贫血是本病常见的临床表现,但因贫血发生缓慢,贫血症状多不明显。同时,出血倾向在本病也不少见,出血程度一般不严重,多表现为黏膜渗血和皮肤紫癜,常见部位为鼻腔、牙龈、皮肤,疾病过程中尚可出现皮下血肿,晚期可能发生内脏出血及颅内出血。

3.反复感染

感染是本病常见的初诊表现之一,也是治疗过程中的严重并发症之一,更是患者死亡病因之一。反复感染以呼吸系统细菌性肺炎多见,其次是尿路感染、败血症,也可发生皮肤和软组织的细菌感染,病毒感染以带状疱疹多见。

4.肾功能损害

约半数患者早期即出现蛋白尿、血尿、管型尿,少数患者仅有本-周蛋白尿。肾功能损害是仅次于感染的第二大死亡原因,患者往往因水肿、多尿、腰痛就诊,查尿常规和血生化发现蛋白尿和/或血尿、管型尿,血尿素氮增高,血肌酐增高,因而有些患者被误诊为慢性肾炎、肾病综合征、间质性肾炎、肾小管酸中毒及肾衰竭等。

5.神经系统损害

神经系统损害症状是多种多样的,表现为神经根痛,常在咳嗽、打喷嚏或伸腰时加重,晚期表现出感觉和运动丧失,并进展到括约肌功能障碍或截瘫。脊髓受压是典型的也是较为严重的神经受损表现,胸脊髓累及较多,常造成截瘫。累及脑神经,以及分支时可产生脑神经麻痹,少数患者有周围神经炎,表现为肌肉无力、肢体麻木和感觉迟钝。

6.高钙血症和高尿酸血症

患者血钙升高的原因主要是骨髓瘤细胞分泌的 M 蛋白与钙结合的结果,另外,肾小管对钙的外分泌不足也是引起血钙升高的原因。高钙血症可引起头痛、呕吐、厌食、烦渴、多尿、便秘、脱水、神志模糊,重者心律失常、昏迷甚至死亡。血尿酸升高是由于肿瘤细胞裂解产生尿酸增多和肾脏排泄尿酸减少的结果,血尿酸升高虽然很少引起明显的临床症状,但严重者可并发尿路结石,影响肾功能。

(四)骨肉瘤

脊柱原发性骨肉瘤早期症状隐匿,起病初期无典型症状,一般健康状况良好,有时只在体检或影像学检查时偶被发现。所有患者均表现为胸腰背局部疼痛,呈中等程度并间歇发作,活动后加重,数周内疼痛持续发作,呈持续性、进行性加重。查体表现为局部压痛明显,叩击痛阳性。晚期时疼痛常比较剧烈,夜间痛更明显。大部分脊柱原发性骨肉瘤患者伴有不同程度的神经损害症状,尤其是肿瘤累及颈椎时出现颈僵硬、颈肩疼,活动受限。神经损害症状一般由肿瘤直接压迫脊髓和神经根导致,也可以因肿瘤侵及脊椎引起病理性骨折造成的压迫导致;常表现为肢体麻木无力、行走困难、大小便功能障碍等,甚至患者可能会因病理性骨折突然出现截瘫就诊。查体可以发现步态异常、肌力下降、皮肤感觉减退、病理征阳性等。脊柱原发性骨肉瘤还可以表现为局部肿块,特别是位于下腰椎和骶椎的肿瘤。

(五)脊索瘤

1.骶尾椎脊索瘤

典型的临床表现为慢性下腰部或骶尾部疼痛,可放射至臀部、会阴及下肢。多数患者伴有单侧或双侧坐骨神经支配区疼痛及麻木,在患者就诊前,病史可长达1～2年。肿瘤一般向前方呈膨胀性生长,肿瘤对骶神经的浸润和压迫,以及骶前肿块对盆腔脏器的挤压,均导致肛门直肠及膀胱的功能障碍,先有排便习惯改变、里急后重、便秘、尿频、尿急、尿失禁、鞍区麻木、最后大小便困难。部分患者可有膀胱和直肠刺激症状,而首诊于泌尿和肛肠外科,易误诊为膀胱炎直肠炎。少数患者以骶尾部肿物为首先发现。查体可发现骶后叩击痛、压痛、局部隆起或肿块突起,骶神经分布区感觉减退、肌力减弱、肛门括约肌松弛。直肠指检均于骶前可触及一个大小不等的包块。

2.脊椎脊索瘤

颈椎的脊索瘤早期症状不典型,多以枕颈部不适、颈肩痛、肢体麻木等为主。大多数患者主诉有慢性、进行性疼痛加重,多数比较剧烈。患者多有神经根和颅神经的刺激症状;肿瘤侵及寰枢椎患者吞咽困难的症状明显,可见咽后壁肿块;肿瘤同时累及下位斜坡,出现构音不清,伸舌侧偏,舌肌萎缩等颅神经压迫症状。伴有椎管内脊索瘤者,易出现不全截瘫;胸腰椎脊索瘤常有不同程度的胸腰背部疼痛,缓慢加重,局部压痛和活动障碍,多有双下肢麻木无力等脊髓和神经根的刺激和压迫症状,肿瘤侵及椎管常引起脊髓硬膜受压,双下肢感觉减退,肌力减弱,大小便费力,最后出现瘫痪。

四、辅助检查

(一)血管瘤

1.X 线检查

脊椎血管瘤 X 线检查典型表现为栅栏状改变。这是由于水平的、非承重骨小梁被吸收,而垂直的骨小梁代偿增粗,纵行排列,间以低密度间隙,呈栅栏状。有时水平骨小梁也有增粗而呈网状。还有一些血管瘤可呈蜂窝状外观,椎体边缘可轻度或明显膨出,不典型的血管瘤可呈溶骨性、硬化性或斑点状改变。肿瘤主要侵及椎体,并逐渐侵入椎弓根、横突、椎板及棘突,也可直接侵及椎间盘及邻近肋骨。受累椎体可见不同程度压缩或扁平,横向稍有膨大,皮质骨变得不规则,少见软组织受累。受累的椎弓根界限不清楚,与转移瘤所致破坏类似。

2.CT 检查

脊椎血管瘤的 CT 检查表现为椎体松质骨呈致密圆点影或网眼状改变,残留骨小梁增粗,呈稀疏排列的高密度斑点,矢状面或冠状面重建图像呈栅栏状改变。偶尔可见椎旁软组织肿块。骨小梁减少,增粗,形成致密圆点状影或粗细网眼征象是脊椎血管瘤的特征性表现。椎体大小形态多保持正常或轻度向周围膨胀,椎体皮质变粗糙模糊,病程长、椎体破坏严重者可产生压缩性骨折。附件受累可呈轻度膨胀性改变,松质骨亦可出现典型或者不典型的栅栏状或网眼状表现,破坏严重时骨皮质模糊中断,但轮廓完整。椎间盘一般保持正常,但可以合并椎间盘的膨出或者突出。

3.MRI 检查

MRI 检查对长骨血管瘤定性诊断有较高特异性,T_1WI 呈与肌肉相似等信号,T_2WI 呈明显高信号,且随回波时间延长而逐渐增高,有时可见低信号分隔;增强扫描病变呈网格样强化。椎体血管瘤在 MRI 检查 T_1 加权像上可因间质内的血细胞成分减少、脂肪成分增加而表现为高信号,T_2 加权像上表现为高信号。

MRI 检查可以用来评价软组织扩张程度、脂肪成分和脊髓受压程度。由于脂肪相对增生,MRI 上无症状的脊柱血管瘤常显示为长 T_1 信号(取决于脂肪增生的程度)、长 T_2 信号。增粗的骨小梁结节在横断面 T_1 相上与周围脂肪组织对比,可以表现为低信号。引起神经损害的血管瘤多位于胸椎、侵及整个椎体、扩张到神经弓和神经根,常在 T_1 相表现为低信号,T_2 相为高信号,提示其中脂肪增生较少。

4.病理检查

脊柱血管瘤有不同的组织学特征,可分为毛细血管瘤、海绵状血管瘤、静脉性血管瘤、上皮样血管瘤、血管瘤病,其中以海绵状血管瘤多见或是上述几种的混合,且血管瘤和淋巴管瘤常常混合存在。毛细血管瘤有特征性的小叶状结构和较大的滋养血管,由单层扁平内皮细胞衬覆,细胞形态规则一致,可有核分裂象。海绵状血管瘤由大量扩张的血窦构成,内衬单层扁平的内皮细胞。血管瘤内肿瘤性血管被反应性新生骨小梁和纤维结缔组织分隔围绕,可能起到支撑作用。上皮样血管瘤又称为组织细胞样血管瘤或血管淋巴样增生伴嗜酸性细胞浸润,病变内含有不成熟毛细血管,内皮细胞增生肥胖呈上皮样,胞质嗜酸性,核仁明显;间质有大量的淋巴细胞、嗜酸性粒细胞浸润,可有淋巴滤泡形成。

(二)软骨瘤

1.X 线检查

软骨瘤在 X 线检查显示为附着于干骺端与正常骨无异的骨性凸起。由于软骨帽盖及纤维胞膜不能在 X 线显影,X 线所表现的并不代表整个肿瘤。在一般情况下,软骨帽盖中的钙化、骨化作用不活跃,因此 X 线检查不能看到软骨中的钙化软骨和新生骨的阴影。但当肿瘤发生恶变时,软骨骤然增生,钙化和骨化作用增加,X 线检查可以发现代表软骨帽盖的软组织肿瘤体积增大,并在此软组织肿瘤中有多量如棉絮状的钙化和骨化。

2.MRI 检查

特殊的软骨信号在 MRI 检查中能直接显示软骨帽,而软骨帽的变化是恶变的重要征象。MRI 检查还可显示肿瘤周边的滑囊改变,这些都是 MRI 检查的优点。软骨帽在 T_1 加权像上呈低信号,在脂肪抑制 T_2 加权像上为明显的高信号,信号特点与关节透明软骨相似。

3.病理检查

多发性软骨瘤的镜下表现与长骨孤立性内生软骨瘤相似,但软骨细胞更丰富,细胞非典型性更明显,有更多的双核细胞。多发性遗传畸形性软骨发育异常多灶性生长的倾向十分明显,在肿瘤周围正常的骨髓腔内,由骨髓组织和薄层梁状骨包绕的软骨岛十分常见,提示肿瘤的多中心性生长。

(三)多发性骨髓瘤

1.X 线检查

少数患者临床已经确诊,但骨质尚未被侵及或病灶太小,X 线片不能显示。恶性增生的浆细胞未破坏或较少破坏骨质时,常规 X 线检查检查由于其敏感性的限制而不能发现早期的溶骨性病变。骨密度普遍降低,以脊柱表现最为明显,多发于腰椎、下部胸椎,其次为颈椎,X 线检查表现为广泛的骨质疏松,骨小梁少而细,皮质变薄,发生椎体压缩性骨折。骨髓瘤的骨质疏松 80% 能在 X 线检查表现出来。病变进一步发展出现局部溶骨性骨质破坏。多发骨质缺损,包括穿凿状、囊状、地图状、鼠咬状及皂泡状骨质破坏。可出现在多处骨骼,同一骨骼也可以发生多个病灶。骨髓瘤可累及软组织,椎体骨髓瘤可伴或不伴椎旁软组织肿块,但肿块较局限。常见椎体溶骨性破坏,不同程度的病理性压缩骨折,椎体变形,少数可破坏椎弓,椎管受累但不侵及椎间盘。

2.CT 检查

CT 检查可以发现常规 X 线检查不能发现的小的多发性骨髓瘤溶骨性病灶,能准确描述相关软组织肿块的程度,多排螺旋 CT 可检测出脊柱<5 mm 的溶骨性病变。脊柱多发性骨髓瘤常为多发性溶骨性破坏,生长缓慢者可有轻度膨胀,硬化者少见;50% 可浸及椎旁软组织形成软组织肿块,但一般肿块不大,且跨越椎间盘到达上下椎体者少见;常见继发性骨质疏松;90% 浸入椎管压迫硬膜囊或者神经根;CT 检查还可评价脊柱稳定性,椎骨破坏严重程度及侵蚀范围。

3.MRI 检查

MRI 较常规 X 线检查和 CT 检查的优越性:由于其敏感性可以对中轴骨骼进行出色的成像;将骨髓瘤与正常的骨髓区分开;可精确显示脊髓角和/或神经

根压迫、软组织浸润,MRI 可清晰显示肿瘤与硬膜囊、神经根等周围软组织的关系。

MRI 检测骨髓瘤患者的骨髓可有 5 种表现形式,具体如下。

(1)尽管显微镜下有少量的浆细胞浸润,但骨髓显像正常。

(2)骨髓局灶性浸润。

(3)均匀弥漫性浸润。

(4)弥漫性和局灶性浸润混合存在。

(5)在脂肪髓与骨髓之间的"盐和胡椒"型不均匀浸润灶。

4.病理检查

多发性骨髓瘤表现为不同成熟阶段的浆细胞分化,分化好的肿瘤细胞排列紧密,呈片状分布,细胞间质少,类似正常的浆细胞。这些细胞含有丰富的致密嗜碱性胞质,细胞境界清楚,核偏位,染色质呈车辐状排列,核仁明显。分化好的肿瘤中很少见到核分裂象,在吉姆萨染色和超微结构中丰富的嗜碱性胞质和核周空晕等细胞学特点更为明显。瘤细胞胞质中可出现免疫球蛋白聚集,表现为桑葚样外观,又称为莫特细胞。亦可见到细胞外由免疫球蛋白聚合物聚积成的小球状物质,称为拉塞尔小体。分化稍差的肿瘤细胞异染色质减少,核仁增大,包膜界限不清,分化差的多发性骨髓瘤可显示明显的细胞异型性,伴双核细胞、核分裂象增多及病理性核分裂象,浆细胞的特征难以辨认。

5.实验室检查

(1)血常规检查:大多数患者有不同程度的贫血,贫血的严重性随病情的加重而加重。贫血大多属正常细胞性,少数成低色素性;血片中红细胞呈"缗钱状"排列,血沉显著增快,白细胞总数正常或减少,可见少数幼粒、幼红细胞,晚期有大量浆细胞,血小板计数多数正常,疾病进展时可减少。对诊断具有一定意义。

(2)骨髓象检查:骨髓中浆细胞异常增生,一般为 $15\%\sim20\%$,最高可达 $70\%\sim95\%$,并伴有质的改变。骨髓瘤细胞大小形态不一,成堆出现,细胞质呈灰蓝色,核内可见核仁 $1\sim4$ 个,并可见双核或多核浆细胞。核旁淡染区消失,胞浆内可有少数嗜苯胺蓝颗粒,偶见嗜酸球状包涵体或大小不等空泡。骨压痛处或多部位穿刺,可提高骨髓涂片阳性率,可辅助诊断。

(3)血 M 蛋白鉴定:可进行血清蛋白电泳、免疫球蛋白定量、血清总蛋白、清蛋白定量检测、轻链定量、轻链 κ/λ 比值、血清免疫固定电泳、血清游离轻链定量及受累与非受累游离轻链的比值等检查。患者血清中检测到 M 蛋白是多发性骨髓瘤的突出特点。

（4）尿液检查：尿常规异常可以是首发甚至是唯一的临床表现，患者出现蛋白尿、血尿和管型尿等症状。可行24小时尿轻链、尿免疫固定电泳的检测。约半数患者尿中出现本-周蛋白，对诊断具有意义。

（5）血液学检查：①血钙、磷、碱性磷酸酶测定，因骨质破坏，出现高钙血症，晚期肾功能不全时血磷可升高，多发性骨髓瘤主要为溶骨性改变，血清碱性磷酸酶正常或轻度增高。②血清β2-微球蛋白，与全身骨髓瘤细胞总数有显著相关性。在肾功能不全时会使患者β2-微球蛋白增高得更加显著。③血清总蛋白、清蛋白，约95%患者血清总蛋白超过正常，球蛋白增多，清蛋白减少与预后密切相关。④C反应蛋白和血清乳酸脱氢酶，C反应蛋白可反映疾病的严重程度，血清乳酸脱氢酶与肿瘤细胞活动有关，反映肿瘤负荷。⑤肌酐和尿素氮，伴肾功能减退时可以升高。

（四）骨肉瘤

1.X线检查

脊柱骨肉瘤的X线表现并不像四肢骨肉瘤一样出现骨膜反应等典型特征。脊柱骨肉瘤可以是成骨改变或溶骨改变，但二者混合更多见。脊椎骨可有虫蚀样或不规则形溶骨性破坏，境界模糊，皮质骨破坏表现为筛孔状或细线状破坏，其后骨质破坏可融合成大小不等斑片状，椎体进一步破坏则出现骨皮质的缺损，病理性压缩性骨折。可见象牙质样和棉絮样瘤骨形成，瘤骨区内无破坏改变，瘤骨和骨破坏相互分开，确定瘤骨是诊断骨肉瘤的可靠证据。骨肉瘤内含有软骨成分时，X线检查可见瘤软骨钙化，钙化后的瘤软骨密度较淡，边缘较模糊呈不规则的环形、半环形或弧形钙化。椎骨肉瘤常由骨质内部向周围破坏，极易破出骨皮质向软组织内浸润，形成肿块。软组织肿块的密度常较正常软组织高，半圆形或椭圆形，境界可部分清楚，部分模糊，其内可见数量及形态不一的瘤骨或瘤软骨钙化。

2.CT检查

CT检查比X线检查更能准确地显示椎骨肉瘤侵及的范围。平扫表现为不同程度的骨质破坏或骨质增生硬化，可以发现细微的钙化和/或骨化等脊柱骨肉瘤的异常表现，能为诊断提供依据。螺旋CT可以显示骨肉瘤侵蚀脊椎骨性结构，清楚显示脊髓和神经根受压的情况，肿瘤骨侵及椎体使其变成不规则高密度，肿瘤向外突破骨皮质时可见骨皮质中断，形成软组织肿块。CT增强扫描可清楚显示软组织肿块的边缘，并有利于显示肿瘤与大血管的关系，了解供血状况。胸部CT检查还可以了解是否发生肺部转移。

3.MRI 检查

MRI 检查能从多方位观察骨骼及软组织受侵范围,显示脊椎破坏程度,以及脊髓神经受压等情况,是目前诊断、鉴别脊柱骨肉瘤的最好手段,对手术方案的设计大有裨益。MRI 检查溶骨型表现为高信号,成骨型为低信号,混合型为高、低混杂信号,肿瘤周围水肿表现为 T_1WI 低信号,T_2WI 高信号。肿瘤对骨皮质的破坏表现为低信号的皮质内线状、条状 T_2WI 高信号,当破坏增大时,骨皮质局限性缺损,被异常肿瘤信号代替。根据瘤骨和瘤软骨的不同,肿块表现为 T_1WI 低或中等信号,T_2WI 高或混杂信号,肿块内出血表现为 T_1WI、T_2WI 高信号,坏死表现为 T_1WI 低信号,T_2WI 高信号。

4.病理检查

在病理学上骨肉瘤有多种组织学类型,发生在脊柱的骨肉瘤大多数为普通型骨肉瘤。普通型骨肉瘤由梭形的或高度间变的多形性肿瘤细胞加多少不等的骨样基质构成。瘤细胞除了梭形和多形性以外,还可以呈上皮样、浆细胞样、纺锤形、椭圆形、小圆细胞、透明细胞、单核或多核巨细胞。在大多数患者中复杂地混有 2 种或 2 种以上这些细胞类型。骨样基质是致密的、粉染、无规则形细胞间物质。骨样基质的厚度差别颇大,最薄的被称为金属丝样或花边状骨样基质,最厚的骨样基质可形成粗大的编织骨。普通型骨肉瘤除产生骨样基质外,还可以产生软骨和纤维。

因此,可以按产生的基质不同将普通型骨肉瘤分为 3 种,分别是成骨型、成软骨型和成纤维型骨肉瘤。成骨型骨肉瘤以肿瘤性骨和骨样基质为主要成分,基质间为间变性多形性瘤细胞;成软骨型以产生软骨基质为主,大多为高级别透明软骨,和其他非软骨肉瘤成分(成骨型和成纤维型骨肉瘤成分)紧密而随意地混合在一起;成纤维型以高级别梭形细胞成分为主,伴少量骨样基质产生,伴或不伴软骨成分,整个肿瘤的组织学表现类似纤维肉瘤或恶性纤维组织细胞瘤。

(五)脊索瘤

1.X 线检查

(1)脊椎的脊索瘤:以第二颈椎最多见,可累及一个或多个椎体及附件,肿瘤多位于椎体,累及或不累及椎间盘。X 线检查表现为椎骨骨质破坏、椎体压缩变形,肿块内常有斑点状钙化,无明显反应骨形成,椎间隙受累较少。椎间隙变窄或正常,椎旁可有软组织肿块。并可累及相邻的 2 个或更多椎体。肿瘤可向椎管内膨胀性生长造成椎管内容物压迫,可见椎间孔异常扩大。

(2)骶尾椎脊索瘤:可以向骶骨前方和后方生长,X 线检查表现为中心性或偏一侧生长的分叶状膨胀性溶骨性破坏,多位于中线,肿瘤较大时可偏向一侧,边缘可有轻度硬化,肿瘤内可见残留骨片或斑点状钙化影,常伴有软组织肿块。可使骨的外形膨胀,无法辨认正常的解剖标志,表现为浸润性、溶骨性破坏,穿破骨皮质,边界不清,周围少有硬化缘,其内有散在的不透亮区的肿瘤钙化影。

2.CT 检查

CT 检查可清楚显示脊索瘤病变的范围及内部结构。骶尾椎脊索瘤表现为骶尾部膨胀性的骨质破坏,甚至下部骶椎和尾骨完全消失,病灶边缘清晰,可向前生长,形成分叶状的软组织肿块,肿瘤内常出现点片状残余骨和钙化,能清楚显示肿瘤向前的包块和直肠、膀胱,以及骶神经的关系。脊椎脊索瘤 CT 检查可显示肿瘤侵袭范围和软组织肿块,并可区分瘤体钙化灶与骨溶解区内残留的骨组织,增强后可显示硬膜受压程度。

3.MRI 检查

MRI 检查能清楚显示脊索瘤的范围和生长方向,特别是显示肿瘤向椎管内生长的情况更为有效。MRI 检查的 T_1WI 上肿瘤信号不均,多数为低、等混杂信号,T_2WI 肿瘤主要为高信号,矢状面图像可以清楚显示肿瘤向近端破坏骨质,以及神经孔受侵情况。肿瘤内的出血在 T_1WI、T_2WI 上均为高信号,钙化呈低信号,增强后可见肿瘤强化。脊柱 MRI 检查能清楚显示脊髓及椎动脉受压的情况。

4.病理检查

组织镜下形态类似胎儿的脊索,特征性的分叶状结构,分叶之间被纤维性条带分隔,小叶内充满黏液样基质,基质中含有空泡状细胞。瘤细胞呈条索状、巢状或单细胞结构。胞质丰富,形成典型的空泡状,有小的类似印戒细胞的空泡到多个大的气球样空泡不等。肿瘤细胞漂浮在淡蓝色黏液样基质中。细胞核轻到中度非典型性,核分裂象不常见。空泡细胞可以不是脊索瘤唯一的或主要的细胞类型,有些脊索瘤含有梭形细胞,这种轻度不典型性的梭形细胞也常形成特征性的分叶状结构,并有黏液背景。也有的脊索瘤出现丰富的粉红色而非空泡状胞质,呈上皮样形态。

五、诊断

原发性脊柱肿瘤的诊断必须是临床、影像和病理三者结合。凡考虑为恶性肿瘤的患者,应同时行生化测定,进行血钙、血磷、碱性磷酸酶和酸性磷酸酶的检测,了解成骨活动情况等,防止误诊。

六、治疗

(一)血管瘤

1.非手术治疗

(1)放疗：主要导致血管的坏死，从而消除血管瘤及缓解疼痛症状。目前认为，放疗主要适用于合并有轻度及进展缓慢的神经功能损伤的椎体血管瘤。至少34 Gy的放射剂量可有效缓解疼痛及减少肿瘤次全切除术后的复发。因为放疗的作用具有延迟性且具有放射性骨坏死、皮肤溃疡、放射性脊髓炎及肿瘤恶性变等风险，因此，目前放疗多用于手术切除术后的辅助治疗，以降低其局部复发率。

(2)无水乙醇注射治疗：无水乙醇注射到瘤体内可以导致瘤内的血栓栓塞，血管内皮细胞的破坏，血供的阻断及瘤体的缩小，最终导致瘤体的硬化。采用开放手术结合无水乙醇注射的优点：①在直视下进行注射可以降低其局部渗漏风险，而且渗漏后更容易发现并及时处理；②开放手术可以达到神经的有效减压，此外，通过短节段的脊柱内固定可以降低病理性骨折的发生。

其相关并发症包括神经功能损伤、病理性骨折及血管瘤的复发等，因此，建议适量(<15 mL)的无水乙醇注射可以清除血管瘤而不会影响椎体稳定性。

(3)血管栓塞术：脊柱血管瘤为丰富血供组织，椎体切除时术中出血较多，而且合并脊髓功能损害的症状性脊椎血管瘤治疗目的并不是切除病变，而是进行脊髓减压挽救其功能。无论采取何种脊髓减压方法，术前肿瘤滋养动脉栓塞可以作为一种首选的控制术中大量出血的方法。

血管栓塞治疗可以造成血管瘤闭塞、坏死、钙化，从而达到缓解疼痛的目的。主要并发症是脊髓缺血、复发，目前主要用于减少术中出血，术前辅以血管栓塞。

2.手术治疗

基于血管瘤是错构性血管畸形或局部静脉曲张，即便临床上表现为侵袭性，也属于良性病变，手术可选择广泛切除，也可选择姑息手术。当脊柱血管瘤出现急性神经损害，尤其是椎骨破坏严重并压缩性骨折、神经损害迅速加重，保守治疗无效或病理诊断不明确时，应手术切除血管瘤减除脊髓压迫，重建脊柱稳定性。手术切除不完全者，术后再考虑辅助放疗。

除外血管肉瘤后，应以姑息性手术为主，在行椎弓切除术、刮除术或椎骨切除术后应视椎骨缺损情况行内固定术以保持脊柱的稳定性，要根据每个患者的具体情况做全面的评估，一般情况下不轻易做全脊椎切除、脊髓侧前方减压和椎间植骨融合,特别是血管瘤侵及椎管内外和椎旁软组织时,术中可能会遇到难以控制的出血,对此术者必须有充分的准备。如采取部分切除或单纯减压术,术中可在病椎注射无水乙醇或骨水泥,或术后辅助放疗,也可选择动脉栓塞后椎板切除、脊髓减压、椎体成形、椎弓根螺钉固定,效果均良好。累及椎体及椎体附件的症状性脊椎血管瘤合并脊髓功能损害的患者,脊髓压迫较为严重,椎体成形术、椎板切除减压术和放疗均不能使脊髓获得完全减压,而椎体切除重建术可能是最佳的治疗方法。

(二)软骨瘤

对有神经症状的脊柱畸形,可进行椎管减压内固定以缓解神经症状,但对以下几种脊柱严重畸形的情况矫正很困难:旋转侧后凸畸形很严重;畸形是幼年时生长板受损造成的发育性畸形;脊柱多发性软骨瘤罕见,对这样严重的畸形缺乏矫正经验;骨骼强度很弱,难以矫正和内固定。

如发现肿瘤恶变时,则对其治疗的措施与软骨肉瘤或其他肉瘤相同,可行广泛切除,稳定性重建。脊柱多发性软骨瘤多同时有四肢骨的多发性软骨瘤,对其治疗的方法是刮除植骨,对严重的畸形需要进行反复的截骨,矫正畸形。由于骨骼强度较弱,以及存在软骨瘤的原因,内固定的方法很难获得成功。大范围的骨异常使获得正常植骨变得非常困难。

(三)多发性骨髓瘤

1.非手术治疗

(1)化疗:目前对于多发性骨髓瘤初治患者和复发患者都有采取不同的治疗方案,现在有新药,如硼替佐米,还有沙利度胺、来那度胺,再加上其他的化疗药物,形成不同的化疗方案,这是目前治疗的主要方法。其中沙利度胺因为是有抑制血管新生的作用,联合地塞米松,对于部分骨髓瘤是非常有效的。除此之外,还有骨髓移植,就是用自体干细胞或者异基因的干细胞进行移植,也可以有效地缓解患者的病情。对于骨质破坏,现在采取双膦酸盐抑制破骨细胞,目前常用的唑来膦酸。如果出现了骨质的溶骨性破坏,有可能发生骨折或者已经发生了骨折,或者已经出现了巨大的肿块,已经出现了脊髓压迫症,这时候就需要用外科手术的办法治疗。

(2)干细胞移植包括自体造血干细胞移植和异基因干细胞移植。

自体造血干细胞移植常在有效化疗3~4个疗程后进行。自体干细胞移植对提高患者的生活质量及延长生存期起到巨大的作用,特别是各种新药及传统的化疗方案加新药所组成的新化疗方案的应用更进一步提高了自体造血干细胞移植的疗效。有研究表明新诊断的<65岁并且肾功能正常的患者中,造血干细胞移植的相关死亡率为1%～2%。造血干细胞移植对初治患者的完全缓解率较高,从而可以减轻肿瘤负荷,延长缓解期和生存时间。但是这种方法仍然不可治愈疾病,大多数患者会复发。部分原因是自体造血干细胞移植不能产生移植物抗骨髓瘤效应。另外在收集造血干细胞的过程中可能混有肿瘤细胞使治疗不彻底,容易复发。

清髓性异基因干细胞移植常用于难治、复发患者,可在年轻患者中进行。异基因造血干细胞移植是唯一有可能治愈多发性骨髓瘤的方法,在多发性骨髓瘤的治疗中发挥了巨大的作用。传统的清髓造血干细胞移植主要是通过预处理方案去除患者体内发生变异的造血干细胞及肿瘤细胞,然后通过输入正常人的造血干细胞来恢复正常造血。由于供髓者与受体基因的差异,移植物抗宿主病的发生率较高;而且患者体内暂时性的低血细胞状态会导致感染率升高。

(3)放疗:对剧烈的、难以控制的疼痛,镇痛效果不佳,局部骨质破坏明显,且脊髓神经损害轻、无神经症状或者进展缓慢的患者,可在规范有效化疗的基础上对主要病变部位进行放疗,放疗可以减轻骨痛,解除肿瘤对神经的压迫症状,巩固化疗治疗效果。放疗前神经损害出现的时间是影响神经功能改善的主要因素,短期出现神经损害恶化者预后差。

2.手术治疗

多发性骨髓瘤的特点是全身继发性骨质疏松和局部的骨质破坏,导致脊柱稳定性下降。脊柱不稳定的患者,在放、化疗过程中有发生压缩骨折的风险。多发性骨髓瘤对放、化疗敏感,可抑制肿瘤细胞增殖,缓解肿瘤在局部浸润引起的疼痛。但疼痛和脊髓受压还可来自脊柱结构的破坏,导致脊柱不稳定,表现为运动时加重的脊柱严重疼痛。椎体破坏严重时,还可发生病理性骨折,椎体后缘骨片或椎间盘可突向椎管压迫脊髓,或由于后凸畸形、椎体半脱位或脱位引起椎管形态改变而造成脊髓受压,出现脊髓神经损害时放、化疗将无助于神经损害的改善,应采取手术治疗。

手术治疗适用于脊髓神经损害严重或进展迅速,脊柱不稳定,且无手术禁忌者,在化疗的基础上可选择姑息性肿瘤切除、脊髓减压,脊柱内固定术。手术入路需结合病灶所在位置、患者年龄、全身情况和各器官的功能等综合考虑。手术方式应力求简单有效,病变主要累及椎体者,前路椎体肿瘤切除、脊髓减压、椎间植骨、骨水泥填塞或钛网支撑植骨,短节段钉板或钉棒系统内固定;病变主要累及椎弓者,后路椎弓肿瘤切除、脊髓减压、椎弓根螺钉系统内固定。手术的主要目的是切除局部病灶,解除脊髓神经压迫,稳定脊柱,缓解顽固疼痛,提高生活质量,对有手术适应证的患者只有在化疗的基础上配合手术治疗,才能得到最好的治疗效果。

(四)骨肉瘤

1.非手术治疗

(1)化疗:新辅助化疗包含术前化疗、手术和术后化疗。术前化疗后要对患者及肿瘤做全面的评估,要注意疼痛的减轻、肿块的缩小程度,以及影像学上病灶边界是否变得清晰、骨硬化是否增多、肿瘤的新生血管是否减少。术前化疗的作用主要体现在早期全身化疗,消灭潜在的微小转移灶;评估术前化疗效果,指导术后化疗方案;缩小肿瘤及肿瘤周围的反应带。

(2)放疗:目前,放疗更多地被应用在术后,以便更好地控制肿瘤的复发。对于脊柱原发性骨肉瘤未能做到根治性全脊椎切除的患者,术后放疗可以起到局部控制作用,手术边缘有极少骨肉瘤组织残留或仅在显微镜下可见骨肉瘤组织时,放疗更为有效。放疗也可作为不能手术和拒绝手术的脊柱骨肉瘤患者的治疗选择。

2.手术治疗

目前治疗脊柱原发性骨肉瘤的最佳方案是联合化疗的全脊椎切除术或全椎体切除术。全脊椎切除术能最大程度地降低脊柱原发恶性肿瘤的复发率,并明显提高患者的生存率。早期的全脊椎切除术大多通过前后路联合完成,但此术式明显增加了肿瘤细胞污染的机会,并可能导致局部复发。从肿瘤学角度讲,通过单纯后路手术来完成全脊椎切除术,大大提高了局部治愈的可能性,并将复发的概率降至最低。

(五)脊索瘤

1.非手术治疗

(1)化疗:脊索瘤对化疗不敏感。肿瘤局部复发与肿瘤切除的边界显著相关。经病灶内刮除术后,局部复发率可高达83%。多数学者认为瘤内刮除手术造成的术后高复发率不能依赖术后化疗来弥补,化疗对脊索瘤无效。有学者报道骶尾部脊索瘤伴肺转移患者在服用西妥昔单抗和吉非替尼治疗后,原发灶和转移灶均有部分缓解,提示靶向治疗用于脊索瘤可能有很好的前景。

(2)放疗:骶骨的脊索瘤难以全切除且术后复发率高,因此,术后常需要其他的治疗,而放疗是最有效的辅助治疗方式。脊索瘤术后配合瘤灶局部放疗以降低术后复发率,对于复发或难以做到扩大切除或全脊椎切除的患者,将以神经减压为目的的肿瘤局限性切除术和高能放疗相结合,可以获得相对好的效果。放疗虽不能根治和防止脊索瘤转移,但可以暂时控制肿瘤的局部生长,降低肿瘤复发。

2.手术治疗

对原发灶采取彻底手术切除是一种疗效肯定的最重要的治疗手段。手术治疗原则为彻底切除肿瘤、解除对脊髓神经的压迫,恢复和重建脊柱的稳定性。手术方法分为囊内切除、边缘性切除和广泛性切除。囊内切除复发率高,广泛性切除(全脊椎切除)复发率低或无复发。但长期随访结果表明,无论首次手术还是复发再手术,都面临较高的复发率。肿瘤局部复发与肿瘤切除的边界显著相关。

有学者认为,脊索瘤的手术治疗应首选全脊椎切除;在肿瘤周围松质骨、椎旁肌肉和脂肪组织内行广泛性切除时,切除范围应分别达到肿瘤肉眼所见范围外 1.0 cm、1.3 cm 和 1.5 cm;重视首次手术切除彻底性,复发再手术时,原切口瘢痕切除范围至少应达到肉眼所见范围外 1.0 cm,这样的广泛性切除可以有效降低术后复发率。

第二节　转移性脊柱肿瘤

一、概述

恶性肿瘤的基本特征是具有局部浸润和远处转移的能力。肿瘤侵袭是指肿瘤细胞脱离原发灶向周围组织突破,其标志是肿瘤细胞突破基底膜;肿瘤浸润是指肿瘤细胞进入组织间隙,并在其中生长、繁殖;肿瘤转移是指恶性肿瘤细胞脱离其原发部位,侵入淋巴管、血管或脱落入体腔,转运到不连续的、另一远隔部位组织或器官而在该处继续生长,形成与原发瘤同样性质的肿瘤,这一全过程称为肿瘤转移。

转移性脊柱肿瘤是指原发于脊椎骨外各器官或组织的恶性肿瘤,大部分为癌,小部分为肉瘤,通过血液循环或淋巴系统等途径迁移到脊柱继续生长,形成与原发肿瘤同样性质的继发性肿瘤称脊柱转移瘤。

二、病因与病理

转移性脊柱肿瘤以胸、腰椎多见,其次为颈椎和骶椎。也可发生髓内转移,但相对较少。部分肿瘤类型常倾向于转移至较为特定的脊柱节段,如结直肠癌脊柱转移多数累及腰椎。转移的主要途径为血行转移,少数为淋巴转移。

对于脊柱转移性肿瘤的转移机制迄今尚缺乏最后的定论,但已经明确多种因素涉及脊柱转移癌的形成过程。从解剖学上来看,一方面,脊椎骨属于红骨髓,具造血功能,血供丰富,血流速度缓慢并具有多样性,同时其血窦缺乏基底膜包围,这一微结构有利于肿瘤细胞滞留并穿出血窦。另一方面,正常脊椎静脉系统是位于硬脊膜和脊髓周围的无瓣静脉丛,它既独立于腔静脉、门静脉、奇静脉和肺静脉成为专门体系,又有交通支与上、下腔静脉联系,且脊椎静脉系统内血流缓慢,甚至可停滞或逆流。因此,如从肺部来的癌细胞进入大循环后容易在脊椎停留。同时,当癌细胞进入循环后,可超越肝、肺等脏器,或直接从肝、肺达到脊椎,形成脊椎转移癌。

三、临床表现

(一)疼痛

转移性脊柱肿瘤最常见的和最早出现的症状是疼痛,95％以上的患者都会有疼痛,疾病发生缓慢但进行性发展,在其他症状出现之前,疼痛可以单独出现数月。疼痛因病灶部位不同而表现各异。颈椎转移疼痛常由颈肩部向手指放射,严重者可表现为上肢刀割样疼痛;胸椎转移常出现神经根性痛,肋间神经痛,束带样感;腰椎转移常表现为腰背痛,并向胸腹部及下肢放射,坐骨神经痛;骶骨转移常有臀部、会阴及下肢痛。

大部分患者以枕颈部、颈肩部、胸背部和腰骶部疼痛起病,由轻到重,由间歇性逐渐变为持续性,夜间疼痛明显,制动静息时无缓解,局部疼痛是肿瘤直接侵及骨膜或因椎体压缩导致骨膜受损或受牵拉的结果。对于脊椎椎管较宽的节段,早期没有脊髓受压的表现,唯一的症状是疼痛,患部多有叩击痛。因此,凡有过恶性肿瘤病史者,若出现颈、胸、腰骶部疼痛或髂嵴处的疼痛,叩击痛,应高度怀疑脊柱转移瘤。

(二)乏力

乏力是仅次于疼痛的常见症状,可以呈节段性,也可以是上神经元性,患者常感觉肢体沉重、僵硬和不稳定,走路时脚步会有拖拉。

(三)活动受限

若肿瘤累及颈、胸、腰骶,会引起该运动节段的活动受限、僵硬,头颈部完全不能动,部分患者可出现斜颈、胸腰椎脊柱侧凸。早期由于疼痛和肌肉痉挛使脊柱各方活动受限,晚期由于病理性骨折和脊柱不稳,使脊柱各方活动受限加重。

(四)感觉异常

感觉异常在转移性脊柱肿瘤也很常见,但有时只有经过仔细比较或检查才能发现。可以表现为感觉麻木、异常感觉、感觉丧失,或者有无法解释的寒冷感觉,另外,还可因本体感觉异常而出现步态不稳。

(五)神经功能障碍

少部分患者会出现压迫或侵袭脊髓、神经根或神经丛,产生不同程度的神经功能障碍,很快出现根性痛和感觉、运动功能损害。如肿瘤累及交感神经,则可出现霍纳综合征,椎体破坏塌陷严重者,有轻微外伤或根本无任何诱因,就发生椎体压缩性骨折,疼痛加剧,肿瘤或病理性骨折块压迫脊髓很快出现神经功能障碍、大小便困难等。膀胱括约肌功能障碍往往以多尿、夜尿和尿急开始。脊髓压迫可以导致急迫性尿失禁,而马尾压迫则可以导致尿潴留伴充溢性尿失禁。肛门括约肌功能障碍则可以表现为便秘,少数则表现为大便失禁。

(六)全身症状

患者多因原发瘤表现全身情况较差,常有食欲缺乏、贫血、消瘦、低热。无原发瘤症状者,一般情况尚好,但逐渐出现全身症状,随着转移瘤的发展而加重。合并高钙血症者,可引起胃肠功能紊乱和精神不振,甚至神志失常。

四、辅助检查

(一)影像学检查

1. X 线检查

X 线检查是最简单、快速和经济的主要诊断手段之一,但由于平片分辨率较低,对早期转移灶无法显现,30%～50%的患者出现 X 线检查改变之前椎体就有破坏,当椎体骨小梁破坏达 50%～70%时,X 线检查表现出骨质疏松,继之溶骨性破坏,常为多发性、单发者少。初次 X 线检查阴性者并不能排除早期转移瘤的存在。

(1)溶骨型转移瘤:最常见,常为多发。X 线检查表现为骨松质内产生局限性溶骨性骨质破坏,呈虫蚀样、地图样或渗透性,以后融合成大片,边缘可完整或不完整,不伴有硬化缘,骨皮质也可发生破坏,病变区很少出现骨膨胀和骨膜反应,周围软组织很少累及。

(2)成骨型转移瘤:较少见,常为多发,可多骨受累或一骨多处受累。其X线检查表现为斑点状、片状致密影,甚至为象牙质样、棉絮状、毛玻璃状或日光放射状密度增高,骨小梁紊乱、增厚、粗糙、受累骨体积增大,边界可清楚或不清楚,基本上保持骨骼外形,在骨外形无改变的背景上出现圆形或片状棉絮样密度增高影,逐渐融合成大片样,以致累及大部或整个椎骨,严重者成大理石样。四周无软组织肿块形成。

(3)混合型转移瘤:少见,其X线检查表现兼有溶骨及成骨型转移瘤的特点。任何原发瘤均可发生混合型骨转移瘤,以乳腺癌和肺癌为多。椎体后壁骨质消失,后壁向后凸出或后壁凹陷成角,椎旁有膨隆的软组织肿块影,椎弓根破坏,椎体塌陷。

2.CT检查

CT检查对骨肿瘤的显示远较X线检查敏感,常常患者无明显症状或常规检查阴性时即可发现一处或多处病灶,主要的优点在于可明确骨皮质及骨小梁的微小破坏,能准确显示椎骨的溶骨性或成骨性病灶,显示入侵硬膜外腔或椎体软组织的部位和范围,以及硬膜受压的程度。溶骨性骨转移瘤表现为髓腔内脂肪低密度影被异常软组织密度影取代,边缘较清楚,骨皮质呈分叶状、花边状破坏,周围软组织肿块较少见。成骨型转移瘤的CT检查表现为髓腔内大片状或斑片状高密度区,大小不一,边缘较模糊,少数可见全身骨骼出现普遍性骨质增生硬化。混合型转移瘤的骨破坏表现为呈高、低混杂密度区,转移瘤偶尔可穿破骨皮质形成软组织肿块。

3.MRI检查

早期转移瘤侵及骨骼时不造成明显的骨质破坏,X线检查及CT检查均不能显示,而MRI检查由于病灶与脂肪组织之间的良好对比,可以清晰地显示转移病灶,尤其是对脊椎的转移瘤显示更好。MRI检查对松质骨的变化尤为敏感,松质骨中以黄骨髓为主,只要骨髓脂肪受到侵犯,即可出现骨髓信号的改变,可使正常骨髓信号消失而产生异常信号。溶骨性转移在 T_1 加权像上表现为低信号, T_2 加权像上表现为高信号。成骨性转移在 T_1 和 T_2 加权像上均表现为低信号。骨髓信号的改变易于早期发现 3 mm 以上的微小病灶,是早期诊断脊柱转移瘤的重要手段。

(二)病理检查

转移瘤的大体改变与骨原发性肿瘤相比缺乏特异性而变化多样,取决于肿瘤所致的反应性新生骨的多少。溶骨性转移一般境界清楚,成骨型转移边界不清,质地硬。乳腺癌常常为成骨性转移灶为灰白色,坚实质韧;甲状腺癌、肾细胞癌常常富于血管而形成质软的出血性转移病灶。

在未知原发癌的情况下,可根据部分有特征的转移癌形态判断原发部位,如肾脏的透明细胞癌、肝细胞癌、甲状腺滤泡癌等。但大多数骨转移性肿瘤单从形态学来判断其肿瘤来源是困难的。最常见的骨转移癌是乳腺癌、肺癌、肾癌、甲状腺癌和前列腺癌,被称为嗜骨性肿瘤。而软组织肉瘤很少转移到骨,但儿童的胚胎性横纹肌肉瘤可能例外。免疫组织化学标记可以辅助判断原发癌的部位,器官特异性的标记物,联合应用 CK7、CK20 和 Villin 标记套餐可以辅助判断转移癌的来源。

(三)实验室检查

1.一般实验室检查

一般实验室检查包括红细胞沉降率、肝功能、肾功能、血清钙、血磷、碱性磷酸酶、尿钙及尿磷等。脊柱转移瘤患者可出现血红蛋白降低、红细胞计数降低、血白细胞计数略升高、红细胞沉降率增快、血浆蛋白下降和清蛋白与球蛋白比例倒置。溶骨性骨转移先在尿内有尿钙显著增多,若病情进展血钙将进一步增高。

2.肿瘤标志物

肿瘤标志物是指恶性肿瘤发生和增殖过程中,由于肿瘤细胞的基因表达而合成分泌的或是机体对肿瘤反应异常产生和/或升高的,反映肿瘤存在和生长的一类物质。肿瘤标志物的检测为肿瘤的早期诊断、治疗监测和预后评估提供可靠的量化依据,有利于寻找原发瘤和判断疗效。根据原发肿瘤的不同可有一些不同的肿瘤相关标志物,如 AFP、CEA、PSA、CA125 等。

3.生化标志物

研究发现,血清含有多种反映骨代谢早期改变的生化标志物,与溶骨反应相关的有Ⅰ型胶原C端肽等;与成骨反应有关的有骨钙素、碱性磷酸酶等。溶骨性标志物还可用于双膦酸盐治疗骨转移的疗效评价。

五、诊断

骨转移发生的频率因原发肿瘤的类型和检查方法而异,对于一些类型肿瘤,如乳腺癌,骨转移很容易被影像检查发现,因为它们产生的症状对于临床发现有很大的帮助;另一方面,如脊索瘤骨转移,散布的瘤灶在生存的患者中很少发现。尽管组织病理学是诊断骨转移的唯一诊断标准,但在实际工作中是不切实际的,因为对于任何骨转移部位都取病理是不必要的。

临床研究证实,MRI检查对发现骨转移瘤具有较高的敏感性,因为它能显示异常的骨髓。脊柱转移性肿瘤的诊断应遵循临床、影像和病理三者结合的原则,在诊断过程中应注意与类似疾病相鉴别。

六、非手术治疗

脊柱转移瘤是恶性肿瘤的晚期表现,患者生存期相对有限,其治疗主要目的是减轻疼痛;保持或恢复神经功能,防止或解除脊髓受压;维持或重建脊柱的稳定性;维持或提高生存质量乃至延长生存期。

(一)适应证

(1)晚期癌症,全身情况差或有重要脏器转移,预计生存期短于3个月或多发性脊柱转移或寰枢椎转移者。

(2)单用放、化疗或免疫治疗有效者。

(3)手术后需辅助支具与放、化疗者。

(4)脊柱病理骨折脱位不明确,排列序列基本正常,脊柱稳定性尚好者。

(5)骨量不足、骨质疏松、多发脊髓压迫致完全截瘫者。

(二)制动技术

制动技术采用各种支具,承载负荷,减少颈椎、胸椎和腰椎的外部负荷,使颈椎、胸椎和腰椎获得稳定,从而达到治疗目的。制动技术可以缓解因活动局部肌肉痉挛所引起的疼痛,可以减轻局部的水肿和炎性反应,可以防止病理性骨折或畸形进一步加重,可以在非手术治疗期间对脊椎起保护作用或用于术后辅助治疗。

(三)放疗

放疗是缓解肿瘤性骨痛最迅速有效的方式之一,同时,它对减少病理性骨折的发生及减轻肿瘤对脊髓的压迫等亦有明显效果。由于脊柱转移瘤所处解剖位置的特殊性,手术风险大,常难以实现完整的病灶切除。因此,当患者无或仅有轻微的神经功能受损的单一病灶,或肿瘤对射线敏感且压迫并非骨性者;未出现椎体明确塌陷、不稳定和神经压迫者;放疗应作为治疗的主要措施,以放疗为首选。

(四)联合化疗

不管原发癌瘤是否切除,也不管是单发还是多发转移,以及转移瘤是否切除,都应根据原发癌瘤各自敏感的药物,施行多药性联合化疗。多发转移以化疗为主,配合激素、免疫与中医药扶正治疗,主要瘤灶放疗,有截瘫和病理骨折时还需手术减压与内固定;单发转移以放疗和手术切除为主,但仍需辅助化疗。

脊柱转移性瘤,手术即使能够以边缘切除瘤体,但也不能消除局部所有微小转移灶。单纯依靠手术治疗的效果是有限的,而微小转移灶的存在是肿瘤复发和转移的主要原因,也是影响存活的主要原因。全身化疗可以对原发瘤本身进行治疗,同时能有效地消灭临床病灶,减少肿瘤复发和转移。但同时,脊柱转移瘤出现脊髓压迫时,单纯行全身化疗是不够的。仍应联合放疗及手术治疗,以避免因脊髓压迫而导致不可逆的神经功能障碍。

七、手术治疗

(一)适应证

(1)发生病理性骨折脱位伴有骨块压入椎管致脊髓神经受压,神经功能进行性减退者。

(2)转移瘤进展导致脊柱不稳定或即将发生脊柱不稳定而严重疼痛者。

(3)转移瘤对放、化疗不敏感或放化疗后复发,有难以忍受的顽固性疼痛。

(4)单纯应用放疗、化疗等辅助治疗,不能取得长期疼痛缓解者。

(5)原发瘤不明,需切取肿瘤组织进行病理学确诊,以便进一步治疗者。

(二)手术方法

1.前路肿瘤椎体切除、椎管减压,接骨板螺钉内固定骨水泥填塞或人工椎体置换术

该手术主要适用于侵及1~2个相邻单椎体或椎体连同一侧椎弓根的单发转移瘤。由于脊柱转移瘤主要侵及椎体,因此,对于全身情况好,预期生存较长的单一或相邻2个节段的转移瘤患者应首选此术式。

2.后路肿瘤椎弓切除,椎管减压、经椎弓根螺钉内固定术

该手术主要适用于仅侵及脊柱1~3个节段椎弓的单发转移瘤,或肿瘤累及2个以上节段椎体和椎弓,全身情况差,宜姑息性手术切除的单发转移瘤。以减少由脊柱不稳定引起的神经功能障碍和疼痛的发生率,对多发性转移脊髓受压、截瘫,全身情况尚好者也可后路肿瘤椎弓切除,椎管减压、经椎弓根螺钉内固定术。

3.前后路联合全脊椎切除术或后路一期全脊椎切除术

该手术主要适用于原发灶已根治切除或还可根治切除,原发瘤灶已根除或得到有效控制,重要器官无转移,肿瘤未侵及硬膜囊或大动、静脉,身体条件能承受大手术的患者,预期存活时间超过 6 个月,有脊髓压迫或脊柱不稳定引起非手术治疗难以控制局部疼痛,这是前后路联合或后路一期全脊椎切除的最佳选择。

4.手术联合椎体成形术

后路肿瘤切除内固定或单纯后路椎板减压内固定联合椎体成形术主要适用于多发性椎体转移,全身情况差,无法接受创伤大的前路或前后路联合椎体切除椎管减压接骨板内固定手术者,可行后路椎管减压,经椎弓根螺钉内固定结合骨水泥椎体成形术。

前路主要病椎减压内固定,次要病椎进行椎体成形术,适用于多发性椎体转移伴脊髓受压者。椎体成形术尤其适用于溶骨性的多发椎体转移,由于采用了椎体成形,手术减压内固定的范围集中于引起神经压迫的主要病椎,使前路手术成为可能,能够进行较为彻底的减压和椎体重建。

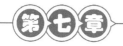

脊柱其他疾病

脊柱相关疾病不仅包括脊柱退行性病变、脊柱骨折、脊柱畸形及脊柱肿瘤，人体的其他系统疾病涉及脊柱时，发展到一定程度患者也需要接受外科治疗。例如，脊柱骨质疏松症、强直性脊柱炎，以及脊柱结核等，本章将对上述疾病展开详细介绍。

第一节　脊柱骨质疏松症

一、概述

骨质疏松症是一种以骨量低下，骨组织微结构损坏，导致骨脆性增加，易发生骨折为特征的全身性骨病。骨质疏松症可发生于任何年龄，但多见于绝经后女性和老年男性。

患者发病后会引发患者出现腰背椎骨变形和椎间盘病，以及颈椎病影响患者的机体功能，严重时还有可能导致患者出现骨质疏松性骨折，极大地影响患者的生命安全和日常生活。骨质疏松症属于一种症状不明显，并且患者病情不断发展的一种全身骨骼性疾病。

根据病因，骨质疏松又可被分为原发性骨质疏松和继发性骨质疏松2类。原发性骨质疏松症包括绝经后骨质疏松症（Ⅰ型）、老年骨质疏松症（Ⅱ型）和特发性骨质疏松症（青少年型）。绝经后骨质疏松症一般发生在女性绝经后5～10年内；老年骨质疏松症一般指70岁以后发生的骨质疏松；特发性骨质疏松症主要发生在青少年，病因尚未明。继发性骨质疏松症指由影响骨代谢的疾病或药物或其他明确病因导致的骨质疏松。本节主要围绕原发性脊柱骨质疏松症进行介绍。

二、病因与病理

(一)内分泌因素

雌激素与雄激素缺乏会引起骨质疏松症,女性人群中表现尤为突出,雌激素有增强骨细胞、抑制骨钙溶出等作用,促进钙的吸收,降低血钙浓度,抑制类骨质体积对骨的吸收。雄激素能够促进骨基质蛋白的生成,有助于调节人体的骨代谢,而随着年龄的不断增长,人体的性腺功能会逐步减弱,此时患者性激素的分泌水平量也会受到影响,而内分泌失调会导致患者出现骨代谢紊乱,进而导致患者出现骨质疏松的症状。

(二)营养因素

钙磷代谢异常是引发骨质疏松的主要原因,在骨骼形成和吸收的过程中,钙元素和磷元素,以及常见的各种维生素与骨质疏松有密切的关联,通常情况下,钙质的缺失是导致骨质疏松的关键。人体中的钙含量在总体重中的占比为1.5%左右,而钙的摄取值如果在最高值以上,则骨质疏松骨折可能性明显下降,所以钙质的补充对于预防骨质疏松的发生极为重要。钙和磷共同参与到骨骼的代谢中,而如果人体中的磷元素含量较低,也会在一定程度上影响骨骼的矿化速度,可以降低细胞内钙浓度,增加甲状旁腺素分泌水平,进而导致骨质疏松发生。

(三)疾病与药物因素

甲状腺、胃肠等疾病的发生都会导致骨质疏松症的发生。若患者长期应用避孕药物或者肝素等,会在一定程度上影响机体的钙质吸收,导致机体的尿钙排泄量明显增加,进而导致患者出现骨质疏松症。

(四)废用因素

肌肉对于骨组织会产生一定的影响,如果肌肉发达并且骨骼强壮,则机体的骨量也会随之提升,老年患者因为疾病行动不便,长期卧床,就会造成运动减少,骨量减少,骨量丢失,进而引发疾病,同时机体维生素D的合成水平大大降低,导致骨形成与骨矿化降低,诱发骨质疏松症。

三、临床表现

(一)疼痛

患者常表现为腰背部疼痛,也是大部分患者就诊的首要症状。有些患者表现为全身疼痛,常在翻身、起坐和长时间行走后出现症状。可伴肌肉痉挛,甚至活动受限。

当患者发生骨质疏松椎体压缩性骨折,大部分患者腰背部出现急性疼痛,疼痛部位即伤椎处,翻身时疼痛明显加重,以至不能翻身或不敢下床。某些骨质疏松椎体压缩性骨折患者除了表现骨折部位的局限性疼痛外,常表现为沿骨折部位神经走行的放射痛。如胸椎压缩性骨折,背部疼痛沿肋间神经放射,多表现为胸前区或肋弓处疼痛;腰椎压缩性骨折的患者,腰部疼痛可向腹前区放射,或沿股神经或坐骨神经放射。

(二)脊柱变形

骨质疏松症患者可有身高缩短和驼背等脊柱畸形。脊柱畸形会使身体负重力线改变,从而加重脊柱关节的疼痛。随着骨量丢失,脊柱椎体高度丢失,椎间盘退变,整个脊柱长度缩短,从而导致身长缩短。

部分骨质疏松椎体压缩性骨折患者早期卧床及自服止痛药物治疗并未制动,常导致骨折椎体继续压缩变扁,骨折愈合差,发生进展性脊柱后凸畸形。

(三)心理异常

骨质疏松症及其骨折对患者心理状态的危害常被忽视,患者主要的心理异常包括恐惧、焦虑、抑郁、自信心丧失等。

(四)其他症状

部分患者胸腰椎压缩性骨折时胸廓容积减小、肺活量下降,导致肺功能显著受限。部分患者脊柱后凸畸形加重,增大了肋弓对腹部的压力,患者可产生饱胀感,造成食欲减退。部分患者还会出现腰椎前凸增大、椎管狭窄、腰椎滑脱等表现。

四、辅助检查

(一)影像学检查

1.X 线检查

X 线检查是最常用的检查方法。骨质疏松的 X 线检查可以表现为骨小梁稀少,骨密度降低,但这些影像表现受主观因素影响大,对早期的骨量丢失不敏感。若 X 线检查提示骨量丢失,需进一步行骨密度测量检查。骨质疏松性骨折,尤其是椎体骨折的诊断,X 线检查是首选方法,可以显示椎体变形和骨折情况。需要注意,因为骨质疏松性骨折可以是轻微骨折、功能不全性骨折等 X 线检查不易显示的类型,建议采用 X 线检查结合 CT 检查和/或 MRI 检查,避免漏诊误诊。

2.CT 检查

CT 检查也是诊断骨质疏松常用的影像学检查方法。CT 图像为断面解剖,避免了 X 线检查的组织重叠投影问题,还可以进行多平面重组,显示细微骨折更敏感。同时,CT 检查在鉴别骨质疏松症与脊柱肿瘤等其他骨病变方面很有帮助。

3.MRI 检查

MRI 检查无辐射,组织对比度高,可较 X 线检查和 CT 检查更灵敏地显示骨髓早期改变,并可用于显示骨髓水肿。骨质疏松椎体压缩性骨折患者通过 MRI 检查可以更准确地评估有无椎管压迫及骨折的新鲜程度。由于普通 MRI 检查的信号没有标准化,故测量信号强度本身没有意义。MRI 检查的脂肪抑制序列可以精准测量骨髓的脂肪含量,可以用于骨质疏松评价和研究。

4.核医学检查

放射性核素骨显像对原发性骨质疏松症本身的诊断并无明显价值,椎体压缩性骨折时表现为较强的线状特征性显像剂分布浓聚带。骨显像定量分析可用于骨质疏松症治疗过程中的疗效监测。鉴于代谢性骨病(如甲状旁腺功能亢进症、肥大性肺性骨关节病、骨软化症等)患者骨显像呈现特征性影像学表现,骨显像可用于继发性骨质疏松症的诊断与鉴别诊断。

5.DXA 检查

骨质疏松症诊断标准是基于 DXA 检查测量的 T 值结果。测量部位主要为腰椎和股骨近端,如腰椎和股骨近端测量受限,可选择非优势侧桡骨远端 1/3。

6.QCT 检查

QCT 检测骨密度能分别测量松质骨和密质骨的体积密度,可以较早地反映早期骨质疏松的松质骨丢失,并能避免腰椎骨质增生等原因引起的 DXA 测量误差,具有一定技术优势。

(二)风险因素评估

1.国际骨质疏松基金会骨质疏松风险一分钟测试题

可以通过国际骨质疏松基金会骨质疏松风险一分钟测试题(表 7-1),根据年龄和体重进行快速初步风险评估。

表 7-1　国际骨质疏松基金会骨质疏松风险一分钟测试题

因素	序号	问题	回答
不可控因素	1	父母曾被诊断有骨质疏松或曾在摔倒后骨折吗?	是□否□
不可控因素	2	父母中一人有驼背吗?	是□否□

续表

因素	序号	问题	回答
不可控因素	3	实际年龄超过 40 岁吗？	是□否□
不可控因素	4	是否成年后因为轻摔后发生过骨折？	是□否□
不可控因素	5	是否经常摔倒（去年超过一次）或 因为身体较虚弱而担心摔倒？	是□否□
不可控因素	6	40 岁以后的身高是否减少超过 3 cm 以上？	是□否□
不可控因素	7	是否体重过轻？（体质指数值少于 19 kg/m²）	是□否□
不可控因素	8	是否曾服用类固醇激素（如可的松、泼尼松）连续超过 3 个月？	是□否□
不可控因素	9	是否患有类风湿关节炎？	是□否□
不可控因素	10	是否被诊断出有甲状腺功能亢进或甲状旁腺功能亢进、1 型 糖尿病、克罗恩病或乳糜泻等胃肠疾病或营养不良？	是□否□
不可控因素	11	女士回答：您是否在 45 岁之前就绝经了？	是□否□
不可控因素	12	女士回答：除了怀孕、绝经或子宫切除外，是否曾停经超过 12 个月？	是□否□
不可控因素	13	女士回答：是否在 50 岁前切除卵巢又没有服用雌/孕激素补 充剂？	是□否□
不可控因素	14	男士回答：是否出现过阳痿、性欲减退或其他雄激素过低的 相关症状？	是□否□
生活方式（可控 因素）	15	是否经常大量饮酒（每日饮用超过 2 单位的乙醇，相当于啤 酒 500 mL、葡萄酒 150 mL 或烈酒 50 mL）？	是□否□
生活方式（可控 因素）	16	是否目前习惯吸烟或曾经吸烟？	是□否□
生活方式（可控 因素）	17	是否每日运动量少于 30 分钟？	是□否□
生活方式（可控 因素）	18	是否不能食用乳制品，又没有服用钙片？	是□否□
生活方式（可控 因素）	19	每日从事户外活动时间是否少于 10 分钟，又没有服用维生 素 D？	是□否□
结果判断		上述问题，只要其中有一题回答结果为"是"，即为阳性，提示存在骨质疏松症风 险，建议进行骨密度检查或 FRAX 风险评估。	

2.亚洲人骨质疏松自我筛查工具

亚洲人骨质疏松自我筛查工具(osteoporosis self-assessment tool for Asians,OSTA)主要根据年龄和体重筛查骨质疏松症的风险(表7-2),但需要指出,该筛查工具选用的指标过少,因此,其特异性不高,需结合其他危险因素进行判断,且仅适用于绝经后妇女。

计算方法:指数=[体重(kg)−年龄(岁)]×0.2,结果评定见表7-2。

表7-2 OSTA指数评价骨质疏松症风险级别

风险级别	OSTA指数
低	>−1
中	−1~4
高	<−4

3.FRAX®

FRAX®是世界卫生组织推荐的用于评估患者未来10年髋部及主要骨质疏松性骨折(椎体、前臂、髋部或肱骨近端)概率的骨折风险预测工具(表7-3)。该工具的计算参数主要包括临床危险因素和/或股骨颈骨密度。

表7-3 FRAX®计算依据的主要临床危险因素、骨密度值及结果判断

危险因素	解释
年龄	模型计算年龄是40~90岁
性别	选择男性或女性
体重	填写单位是kg
身高	填写单位是cm
既往骨折史	指成年期自然发生或轻微外力下发生的骨折,选择是与否
父母髋部骨折史	选择是与否
吸烟	根据患者现在是否吸烟,选择是与否
糖皮质激素	若患者正在接受糖皮质激素治疗或接受过相当于泼尼松>5 mg/d超过3个月,选择是
类风湿关节炎	选择是与否
继发性骨质疏松	如果患者具有与骨质疏松症密切关联的疾病,选择是 包括1型糖尿病、成骨不全症、未治疗的甲状腺功能亢进症、性腺功能减退症或早绝经(<45岁)、慢性营养不良或吸收不良、慢性肝病等

危险因素	解释
过量饮酒	酒精摄入量≥3 单位/日为过量饮酒 1 单位相当于 8～10 g 酒精，约 285 mL 啤酒、120 mL 葡萄酒、30 mL 烈性酒
骨密度	先选择测量骨密度的仪器，然后填写股骨颈骨密度的实际测量值（g/cm²），若患者没有测量骨密度，可以不填此项
结果判断	FRAX® 预测的髋部骨折可能性≥3% 或任何主要骨质疏松性骨折可能性≥20%，为骨质疏松性骨折高危患者，建议给予治疗；FRAX® 预测的任何主要骨质疏松性骨折可能性为 10%～20%，为骨质疏松性骨折中风险；FRAX® 预测的任何主要骨质疏松性骨折可能性为<10%，为骨质疏松性骨折低风险

(1)FRAX® 评估的适应人群和流程：具有一个或多个骨质疏松性骨折临床危险因素且未发生骨折的骨量减少患者，可通过 FRAX® 计算未来 10 年发生髋部骨折及主要骨质疏松性骨折的概率。当 FRAX® 评估阈值为骨折高风险患者，建议给予治疗。对于骨密度未知的患者，可先采用 FRAX® 进行风险评估，评估为中高风险患者，推荐行骨密度检测，并将股骨颈骨密度值代入 FRAX® 软件重新计算未来骨折风险，再据此判断是否进行治疗干预。

(2)依据 FRAX® 的治疗阈值：目前国际上主要有 3 种确定 FRAX® 干预阈值的方式，包括固定阈值法、年龄段特定干预阈值及年龄段特定阈值（<70 岁）与固定阈值法（≥70 岁）相结合的混合阈值法。国内学者提出固定阈值法可能更适用于我国绝经后女性，并认为主要骨质疏松性骨折概率为 7%，可能是我国绝经后骨质疏松症患者有成本效益的干预阈值。鉴于国内流行病学数据的欠缺，在获得更多的循证依据前，本指南依然建议采用国际通用的阈值，即 FRAX® 预测的髋部骨折概率≥3% 或任何主要骨质疏松性骨折概率≥20%，为骨质疏松性骨折高危患者，建议给予药物治疗。

(三)实验室检查

1.一般检查项目

一般检查项目包括血常规、尿常规、血沉、肝功能、肾功能、血钙、血磷、血碱性磷酸酶、25 羟维生素 D 和甲状旁腺素水平，以及尿钙、尿磷和尿肌酐等。

2.骨转换生化标志物

骨转换过程中产生的中间代谢产物或酶类，称为骨转换生化标志物（bone

turnover markers,BTMs)。BTMs 分为骨形成标志物和骨吸收标志物,前者反映成骨细胞活性及骨形成状态,后者反映破骨细胞活性及骨吸收水平(表 7-4)。

表 7-4　骨转换生化标志物

骨形成标志物	骨吸收标志物
血清碱性磷酸酶	空腹 2 小时尿钙/肌酐比值
血清骨钙素	血清抗酒石酸酸性磷酸酶
血清骨源性碱性磷酸酶	血清 I 型胶原交联 C-端肽
血清 I 型原胶原 C-端前肽	尿吡啶啉
血清 I 型原胶原 N-端前肽	尿脱氧吡啶啉
	尿 I 型胶原交联 N-端肽
	尿 I 型胶原交联 C-端肽

BTMs 不能用于骨质疏松症的诊断,但在多种骨骼疾病的鉴别诊断、判断骨转换类型、骨折风险预测、监测治疗依从性及药物疗效评估等多个方面发挥重要作用,原发性骨质疏松症患者的骨转换标志物水平通常正常或轻度升高。如果BTMs 水平显著升高,需排除高转换型继发性骨质疏松症或其他代谢性骨病的可能性,如甲状旁腺功能亢进症、畸形性骨炎及恶性肿瘤骨转移等。在上述标志物中,推荐血清 I 型原胶原 N-端前肽和血清 I 型胶原交联羧基末端肽分别为反映骨形成和骨吸收敏感性较高的标志物。

五、诊断

诊断骨质疏松性骨折应根据骨折临床表现、影像学检查、骨密度测定等结果,结合患者年龄、性别、既往骨折史及骨质疏松家族史等特点综合分析。

六、非手术治疗

(一)骨健康基本补充剂

1.钙剂

成人每日钙推荐摄入量为 800 mg,50 岁及以上人群每日钙推荐摄入量为1 000～1 200 mg。尽可能通过膳食摄入充足的钙,饮食中钙摄入不足时,可给予钙剂补充。每日钙摄入量包括膳食和钙补充剂中的元素钙总量,营养调查显示我国居民每日膳食约摄入元素钙 400 mg,故尚需补充元素钙 500～600 mg/d。对长期或大剂量使用钙剂应定期监测血钙及尿钙水平,同时高尿酸血症患者补钙时应多饮水、多运动,防止心血管疾病及肾结石形成。

2.维生素 D

成人维生素 D 推荐摄入量为 400 IU/d,65 岁及以上老年人推荐维生素 D 摄入量为 600 IU/d。充足的维生素 D 可增加肠钙吸收、促进骨骼矿化、维持肌力、改善平衡和降低跌倒风险等。首先建议接受充足的阳光照射。对于维生素 D 缺乏或不足者,应给予维生素 D 补充剂。对于存在维生素 D 缺乏危险因素的人群,有条件时应监测血清 25-羟维生素 D 和甲状旁腺素水平以指导维生素 D 补充量。维生素 D 用于防治骨质疏松症时,剂量可为 800～1 200 IU/d,可耐受最高摄入量为 2 000 IU/d。

(二)药物治疗

有效的抗骨质疏松药物治疗可以增加骨密度,改善骨质量,显著降低骨折的发生风险。

钙剂和维生素 D 作为骨质疏松症的健康补充剂,需要与抗骨质疏松药物联合使用。通常不建议同时应用相同作用机制的药物进行抗骨质疏松治疗。由于同时应用抑制骨吸收和促进骨形成类药物缺少对骨折疗效的证据,考虑到成本和获益,不建议这 2 类药物联合使用。此外,可根据患者病情选择不同机制抗骨质疏松药物序贯使用,有研究提示应用促骨形成药物后序贯使用抑制骨吸收药物,可以预防停药之后骨密度下降及骨折风险的升高。

抗骨质疏松症药物治疗适应证包括发生椎体脆性骨折或髋部脆性骨折者;DXA 骨密度 T 值≤－2.5 者(无论患者是否有过骨折);骨量低下者(骨密度:－2.5＜T 值＜－1.0),且发生过肱骨上段、前臂远端、骨盆部位脆性骨折,或 FRAX® 计算未来 10 年髋部骨折风险≥3%,或任何主要骨质疏松性骨折发生风险≥20%者。

现就国家药品监督管理局(National Medical Products Administration,NMPA)批准的主要抗骨质疏松症药物进行介绍。

1.双膦酸盐类

双膦酸盐是目前临床上应用最为广泛的抗骨质疏松症药物,该类药物总体安全性较好,但患者使用过程中应关注胃肠道不良反应、肾功能损伤、颌骨坏死、非典型性股骨骨折等方面的问题。用于防治骨质疏松症的双膦酸盐类药物主要包括阿仑膦酸钠(表 7-5)、利塞膦酸钠(表 7-6)、唑来膦酸(表 7-7)、伊班膦酸钠(表 7-8)和米诺膦酸(表 7-9)等,现对各药物进行详细介绍。

表 7-5 阿仑膦酸钠

适应证	NMPA 批准治疗绝经后骨质疏松症和男性骨质疏松症,美国食品药品监督管理局还批准治疗糖皮质激素诱发的骨质疏松症
疗效	增加骨质疏松症患者腰椎和髋部骨密度,降低椎体、非椎体和髋部骨折风险
用法	阿仑膦酸钠素片或肠溶片:70 毫克/片,每次口服 1 片,每周 1 次;10 毫克/片,每次口服 1 片,每日 1 次 阿仑膦酸钠 D_3 片:阿仑膦酸钠 70 mg+维生素 D_3 2 800 IU 或 5 600 IU 的复合片剂,每次口服 1 片,每周 1 次
服用方法	清晨空腹服用,200～300 mL 白水送服。服药后 30 分钟内应保持上半身直立(站立或坐位),避免平卧,30 分钟后再摄入食物或其他药品
注意事项	胃及十二指肠溃疡、反流性食管炎、食管憩室者慎用
禁忌证	导致排空延迟的食管疾病,例如,食管狭窄或迟缓不能者、不能站立或端坐 30 分钟者、对本品任何成分过敏者、肌酐清除率<35 mL/min 者

表 7-6 利塞膦酸钠

适应证	NMPA 批准预防和治疗绝经后骨质疏松症,美国食品药品监督管理局还批准治疗男性骨质疏松症和糖皮质激素诱发的骨质疏松症
疗效	增加骨质疏松症患者腰椎和髋部骨密度,降低椎体、非椎体和髋部骨折风险
用法	利塞膜酸钠片剂:35 毫克/片,每次口服 1 片,每周 1 次;5 毫克/片,每次口服 1 片,每日 1 次
使用方法	同口服阿仑膦酸钠
注意事项	胃及十二指肠溃疡、反流性食管炎者慎用
禁忌证	同阿仑膦酸钠

表 7-7 唑来膦酸

适应证	NMPA 批准治疗绝经后骨质疏松症和男性骨质疏松症,美国食品药品监督管理局还批准治疗糖皮质激素诱发的骨质疏松症
疗效	增加骨质疏松症患者腰椎和髋部骨密度,降低椎体、非椎体和髋部骨折风险
用法	唑来膦酸静脉注射剂,5 mg,静脉滴注,每年 1 次
使用方法	静脉滴注至少 15 分钟以上(建议 0.5～1.0 小时),药物使用前应充分水化
注意事项	低钙血症者慎用;严重维生素 D 缺乏者需注意补充足量的维生素 D;患者在首次输注药物后可能出现一过性发热、肌肉关节疼痛等流感样症状,多数在 1～3 日内缓解,可予非甾体类解热镇痛药对症处理

续表

禁忌证	对本品或其他双膦酸盐类药物过敏者,肌酐清除率＜35 mL/min 者,孕妇及哺乳期妇女

表 7-8　伊班膦酸钠

适应证	NMPA 批准治疗绝经后骨质疏松症
疗效	增加骨质疏松症患者腰椎和髋部骨密度,降低椎体及非椎体骨折风险
用法	伊班膦酸钠静脉注射剂,每安瓿 1 mg,2 mg 加入 250 mL 生理盐水静脉滴注 2 小时以上,每 3 个月 1 次;伊班膦酸钠片剂,150 毫克/片,每次口服 1 片,每月 1 次
使用方法	静脉滴注药物前注意充分水化,口服片剂服用方法同阿仑膦酸钠
注意事项	静脉注射剂同唑来膦酸,口服剂同阿仑膦酸钠
禁忌证	静脉注射剂同唑来膦酸,口服剂同阿仑膦酸钠

表 7-9　米诺膦酸

适应证	NMPA 批准治疗绝经后骨质疏松症
疗效	增加骨质疏松症患者腰椎和髋部骨密度,降低椎体及非椎体骨折风险
用法	米诺膦酸片剂,1 毫克/片,每次口服 1 片,每日 1 次
使用方法	同阿仑膦酸钠
注意事项	同阿仑膦酸钠
禁忌证	食管狭窄或迟缓不能者,不能站立或端坐至少 30 分钟者,对本品任何成分或其他双膦酸盐类药物过敏者

2.RANKL 抑制剂

地舒单抗是一种 RANKL 抑制剂(表 7-10),为特异性 RANKL 的完全人源化单克隆抗体,能够抑制 RANKL 与其受体 RANK 结合,减少破骨细胞形成、功能和存活,从而降低骨吸收、增加骨密度、改善皮质骨和松质骨的强度,降低骨折发生风险。

表 7-10　地舒单抗

适应证	NMPA 批准用于治疗高骨折风险的绝经后骨质疏松症,美国食品药品监督管理局还批准治疗男性骨质疏松症和糖皮质激素诱发的骨质疏松症
疗效	增加腰椎和髋部骨密度,降低椎体、非椎体和髋部骨折风险
用法	地舒单抗注射剂,每支 60 mg(1 mL),每半年皮下注射 1 次,每次 60 mg
注意事项	治疗前、后需补充充足的钙剂和维生素 D,主要不良反应包括低钙血症、齿龈肿痛、牙周感染、深部感染(肺炎、蜂窝组织炎等)、皮疹、皮肤瘙痒、肌肉或骨痛等
禁忌证	低钙血症

地舒单抗总体安全性良好,但应注意地舒单抗为短效作用药物,不存在药物假期,一旦停用,需要序贯双膦酸盐类或其他药物。

3.降钙素

降钙素是一种钙调节激素,能抑制破骨细胞的生物活性、减少破骨细胞数量,减少骨量丢失并增加骨量。同时,降钙素能有效缓解骨痛。目前应用于临床的降钙素制剂主要包括鳗鱼降钙素类似物依降钙素(表7-11)和鲑鱼降钙素(表7-12)2种。

表 7-11 依降钙素

适应证	NMPA 批准治疗骨质疏松症及骨质疏松引起的疼痛
疗效	增加骨质疏松症患者腰椎和髋部骨密度,降低椎体骨折风险
用法	依降钙素注射剂,每支 20 U,每次肌内注射 20 U,每周 1 次;依降钙素注射剂,每支 10 U,每次肌内注射 10 U,每周 2 次
注意事项	少数患者注射药物后可能出现面部潮红、恶心等不良反应
禁忌证	对本品过敏者禁用

表 7-12 鲑鱼降钙素

适应证	NMPA 批准用于预防因制动引起的急性骨丢失及创伤后痛性骨质疏松症
疗效	增加骨质疏松症患者腰椎和髋部骨密度,降低椎体及非椎体骨折风险
用法	鲑鱼降钙素鼻喷剂,每瓶 2 mL(4 400 IU),鼻喷 200 IU,每日或隔日 1 次 鲑鱼降钙素注射剂,每支 50 IU,50 IU 皮下或肌内注射,每日 1 次或 100 IU 皮下注射或肌内注射,隔日 1 次
注意事项	少数患者使用药物后出现面部潮红、恶心等不良反应,偶有过敏现象,可按照药品说明书的要求确定是否做过敏试验
禁忌证	对鲑鱼降钙素或本品中任何赋形剂过敏者

4.绝经激素和选择性雌激素受体调节剂

绝经激素(表7-13)和选择性雌激素受体调节剂具有抑制骨转换、阻止骨量丢失、改善骨密度的作用。选择性雌激素受体调节剂如雷洛昔芬(表7-14),在骨骼与雌激素受体结合后,发挥类雌激素的作用,抑制骨吸收,增加骨密度,降低椎体和非椎体骨折发生风险。

表 7-13 绝经激素治疗

适应证	围绝经期和绝经后女性,特别是有绝经相关症状(如潮热、出汗等)、泌尿生殖道萎缩症状,以及希望预防绝经后骨质疏松的妇女

续表

疗效	增加骨质疏松症患者腰椎和髋部骨密度,降低椎体、髋部及非椎体骨折的风险,并明显缓解更年期症状
用法	有口服、经皮和阴道用药等多种制剂,激素治疗的方案、剂量、制剂选择及治疗期限,应根据患者个体情况而定
注意事项	严格掌握实施激素治疗的适应证和禁忌证,绝经早期开始使用(60岁以前或绝经不到10年)受益更大;建议使用最低有效剂量,定期进行(每年)安全性评估,特别是乳腺和子宫
禁忌证	雌激素依赖性肿瘤(乳腺癌、子宫内膜癌)、血栓性疾病、不明原因阴道出血及活动性肝病和结缔组织病为绝对禁忌证;子宫肌瘤、子宫内膜异位症、有乳腺癌家族史、胆囊疾病和垂体泌乳素瘤者酌情慎用

表 7-14　雷洛昔芬

适应证	NMPA 批准的适应证为预防和治疗绝经后骨质疏松症
疗效	降低骨转换至女性绝经前水平,减少骨丢失,增加骨密度,降低椎体和非椎体骨折风险
用法	雷洛昔芬片剂,60 毫克/片,每次口服 60 mg,每日 1 次
注意事项	少数患者服药期间会出现潮热和下肢痉挛症状,建议绝经 2 年以上女性服用
禁忌证	静脉血栓栓塞性疾病(深静脉血栓、肺栓塞和视网膜静脉血栓者);肝功能异常(如胆汁淤积症);肌酐清除率<35 mL/min;不明原因子宫出血,以及子宫内膜癌;对雷洛昔芬或任何赋形剂成分过敏

　　绝经后骨质疏松性骨折患者,雌激素水平低且伴有更年期症状时,推荐在专科医师指导下个性化应用绝经激素和/或选择性雌激素受体调节剂,但不推荐在骨折急性期使用此类药物。

　　5.甲状旁腺激素类似物

　　甲状旁腺激素类似物是促骨形成药物,如特立帕肽(表 7-15),重组人体甲状旁腺激素片段氨基端 1-34 片段,具有促进骨形成、改善骨重建作用,可有效增加腰椎骨密度,降低椎体和非椎体再骨折风险。

表 7-15　特立帕肽

适应证	NMPA 批准用于治疗骨折高风险的绝经后骨质疏松症,国外还批准用于治疗骨折高风险的男性骨质疏松症及糖皮质激素诱发的骨质疏松症
疗效	有效提高骨密度,降低椎体和非椎体骨折的危险

用法	特立帕肽注射制剂,每次 20 μg,皮下注射,每日 1 次
注意事项	少数患者注射特立帕肽后血钙水平一过性轻度升高,多在 16~24 小时内回到基线水平;用药期间应监测血钙水平,防止高钙血症的发生;疗程不超过 24 个月
禁忌证	畸形性骨炎、骨骼疾病放疗史、肿瘤骨转移及合并高钙血症者,肌酐清除率<35 mL/min者;18 岁以下的青少年和骨骺未闭合的青少年;对本品过敏者

(三)物理治疗

1.运动疗法

运动疗法简单实用,不但可增强肌力与肌耐力,改善平衡、协调与步行能力,而且可改善骨密度、维持骨结构,降低跌倒与脆性骨折的发生风险等。运动疗法需遵循个体化、循序渐进、长期坚持的原则。

治疗性运动包括有氧运动(如慢跑、游泳、普拉提)、抗阻运动(如举重、下蹲、俯卧撑)、冲击性运动(如体操、跳绳)等。同时,骨质疏松性骨折早期应在保证骨折断端稳定性的前提下,加强骨折邻近关节被动运动及骨折周围肌肉的等长收缩训练等,以预防肺部感染、关节挛缩、肌肉萎缩及废用性骨质疏松等并发症。

2.物理因子治疗

体外冲击波、紫外线等物理因子治疗可增加骨量;超短波、中频脉冲等治疗可减轻疼痛;对骨质疏松性骨折或者骨折延迟愈合的患者可以选择低强度脉冲超声波、体外冲击波等治疗以促进骨折愈合;神经肌肉电刺激、针灸等治疗可增强肌力、促进神经修复,改善肢体功能。

(四)其他治疗

按骨质疏松症的发病机制和临床表现,中医学中相近的病症有骨痿或骨痹,因此,脊柱骨质疏松症可适当采取中医治疗方法。另外,脊柱骨质疏松症患者还可以关注生活方式的调整,主要包括以下方面。

(1)加强营养、均衡膳食,摄入富钙、低盐及适量蛋白质的饮食。

(2)维生素 D 除了来源于食物,还依靠阳光中的紫外线照射皮肤而合成。建议选择阳光较为柔和的时间段,避免强烈阳光照射,以防灼伤皮肤。

(3)戒烟戒酒,避免过量饮用碳酸饮料。

(4)中老年高危人群应提高预防跌倒的意识,必要时使用助行器。

七、手术治疗

骨质疏松性椎体压缩性骨折患经保守治疗效果不满意,如出现骨折愈合不良，导致假关节形成、椎体进一步塌陷、脊柱畸形甚至脊髓压迫、疼痛持续不缓解、日常活动受限、生活质量下降，则应及时考虑手术治疗。

（一）经皮椎体成形术

患者取脊柱过伸俯卧位，常规消毒铺巾、局部麻醉后，于双侧髂前上棘处放置软垫，悬空胸腹部；C 型臂 X 线机透视定位骨折部位后，标记伤椎椎弓根体表投影点，并于伤椎关节突外侧缘与横突中点连线的交点处根据生理曲度选择适宜的穿刺角度置入 3 mm 穿刺针；C 型臂 X 线机透视下调整穿刺针，使其侧位位于椎体前中 1/3、正位位于椎弓根正中；拔除针芯，放置工作套管，并于 C 型臂 X 线机透视下使用注射器向椎体内缓慢注入 2～3 mL 骨水泥（如有外漏立即停止），待骨水泥稍固化后拔出注射器，并不断转动工作套管；待骨水泥完全固化后拔出工作套管，逐层缝合切口。

（二）经皮椎体后凸成形术

患者取俯卧位，胸前及耻骨联合处垫软垫，术前在 C 型臂 X 线机透视下定位骨折椎体，采用 1%利多卡因局部麻醉，常规消毒、铺巾。正位透视下行双侧椎弓根穿刺，于椎弓根投影上方进针，调整至侧位透视，使针尖到达椎体前中 1/3 处，随后拔出针芯，置入导丝，沿导丝扩张穿刺通道，置入工作套管和球囊，缓慢加压膨胀球囊，待椎体高度恢复满意、球囊与椎体皮质接触或达球囊最大体积时，停止膨胀，将球囊取出。调制骨水泥，在透视下将拉丝期骨水泥注入椎体，密切关注骨水泥扩散情况，当骨水泥充盈良好时停止注入，若无明显外渗，待骨水泥固化后拔除工作套管，使用无菌敷料加压包扎伤口。

第二节　强直性脊柱炎

一、概述

强直性脊柱炎是脊柱的慢性进行性炎症，以骶髂关节和脊柱附着点炎症为主要病变的疾病。也有定义为主要累及脊柱、中轴骨骼和四肢大关节，并以椎间盘纤维环及其附近结缔组织纤维化和骨化及关节强直为病变特点的慢性炎性疾病。属于多基因遗传病，发病可能跟一些细菌感染也有关。其特点是病变常从骶髂关节开始逐渐向上蔓延至脊柱,导致纤维性或骨性强直和畸形。

二、病因与病理

(一)病因

强直性脊柱炎的发病机制至今未完全明了,目前认为发病和遗传、感染、环境,以及免疫等多个因素有关。

1.遗传因素

一般认为,本病是一组多基因遗传病。除与 MHC Ⅰ 类基因 *HLA-B27* 高度相关外,可能还和 *HLA* 区域内或及 *HLA* 区域外的其他基因,以及某些基因多态性相关。

2.感染因素

目前认为在环境因素中,强直性脊柱炎和泌尿生殖道沙眼衣原体、一些肠道病原菌如志贺菌、沙门菌、结肠耶尔森菌等感染有关。推测这些病原体激发了机体的炎症应答和免疫应答,造成组织损伤而引起疾病。

3.免疫炎症因子

迄今发现有 100 多种细胞因子和趋化因子参与了强直性脊柱炎的炎症级联反应,其中包括肿瘤坏死因子、白介素-1、白介素-6、白介素-17、白介素-23 等。干扰素-α 拮抗剂已经在临床中用于强直性脊柱炎的治疗中显示了较好的炎症缓解作用。

4.环境因素

患者居住环境潮湿及工作环境寒冷等情况与发病有一定的关系,北方居民发病率较南方为高,迁地在干热环境下治疗本病常获一定疗效,说明潮湿寒冷是本病重要的发病诱因。

5.其他因素

有学者认为外伤、甲状旁腺疾病、过敏、内分泌及代谢缺陷等也可称为患病因素。

(二)病理

强直性脊柱炎的特征性病理改变为附着点炎或肌腱端病,炎症主要集中在肌腱、韧带和筋膜与骨的连接处,初期以淋巴细胞、浆细胞浸润为主,伴少数多核白细胞,进一步有骨破坏和新骨形成,最终出现附着端纤维化和骨化;脊柱周围韧带的慢性炎症使韧带硬化,骨赘形成并纵向延伸,在 2 个相邻的椎体间连接形成骨桥,构成 X 线片所谓的竹节样改变;椎间盘纤维环与骨连接处的骨化使椎体变方,脊柱变成方形,同时脊柱关节突关节与肋椎关节的慢性滑膜炎引起关节破坏、纤维化或骨化,上述病变由下而上或由上而下发展,最终使脊柱强直,活动受限;周围关节的病变主要为滑膜炎,跟骨附着点炎可形成跟骨骨刺,骶髂关节炎开始为滑膜的炎性反应,产生富含血管的肉芽组织,呈绒毛样增生形成血管翳,始于关节外围,并沿关节间隙向关节内蔓延侵蚀破坏软骨,也可侵入骨内,形成骨性关节面及邻近骨的破坏,晚期血管翳纤维化,使关节发生纤维强直,纤维组织可因钙化、骨化产生骨性强直;关节外病变有虹膜睫状体炎、主动脉根炎、上肺纤维化和空洞形成等。

三、临床表现

(一)发病形式

强直性脊柱炎的发病多较缓慢且隐匿,多数患者回忆不出开始得病的时期。早期患者可有厌食、低热、乏力、消瘦和贫血等症状,但除儿童外一般都不严重。少数年龄较轻的患者可有长期低热和关节痛,且常伴明显体重减轻。

个别患者初期症状与结核病相似,表现为发热、盗汗、乏力、体重减轻、贫血和髋关节单关节炎。这类患者抗结核治疗无效,而吲哚美辛等非类固醇消炎药治疗明显缓解症状,有利于本病的诊断。有的强直性脊柱炎症状可发生在外伤、劳累、休克和感染之后,这点值得注意。

(二)首发症状

1.腰痛

腰痛或不适是本病最常见的症状,常为隐痛且难以定位。开始时患者常觉得臀深部疼痛或不适,严重者位于骶髂关节,有时疼痛可由骶髂关节反射至坐骨神经,出现一侧或双侧坐骨神经痛。天气变化、咳嗽、打喷嚏等牵扯腰背的动作,或劳累等因素会加重症状,遇热或休息后减轻。开始腰背疼痛多数为单侧或间歇性,以后症状随病情进展而加重,逐渐进展为双侧、持续性伴僵硬。夜间痛可影响睡眠,严重时可使患者在睡眠中痛醒,甚至要下床活动后始能重新入睡,为病情活动的指征之一。

2.晨僵

晨僵是强直性脊柱炎常见的早期症状之一。晨起时明显,通过热水浴或轻度活动可缓解。患者常有早上起床困难的经历,导致患者不得不翻身至床边,避免弯腰从而减轻疼痛。病情严重者晨僵可持续全日。

3.肌腱附着点改变

关节周围肿胀及骨压痛也是强直性脊柱炎早期的临床表现,这是由肌腱端炎症引起的,是强直性脊柱炎的特征性病理变化。常发生肌腱端炎症的部位包括胸肋关节、椎体棘突、髂骨翼、股骨大转子、坐骨结节等,胸椎受累时患者咳嗽或打喷嚏会加重症状,从而间接地导致胸廓扩展受限。

4.外周关节炎症

大多数患者病程中会出现外周关节炎症,外周关节受累部位以髋关节、膝关节、踝关节等下肢大关节为多,也可累及肩关节等上肢关节。

(三)典型症状

随着病情进展,整个脊柱可发生自下而上或自上而下的强直,称为"上行型"和"下行型"。"上行型"最多见,症状从骶髂关节和腰部开始,腰椎前凸曲线消失,进而胸椎后凸而呈驼背畸形;随着颈椎受累,颈椎活动受限,此时患者体态变为头向前俯、胸廓变平、腹部突出,呼吸靠膈肌运动,最后脊柱各方向活动完全受限,患者行走时只能看见前面有限的一段路面。此阶段疼痛、晨僵均不明显,只在某些仍有炎症活动的部位仍有疼痛。但此时由于整个脊柱发生强直,患者改变姿势时自我平衡十分困难而很容易发生外伤,且外伤很可能为此阶段疼痛突然加重的原因。"下行型"患者的疾病开始于颈椎,逐渐向下至胸椎,骶髂关节及髋关节亦可累及,周围关节多不受累,可以有神经根性疼痛,此型较少见。

(四)其他症状

1.急性前葡萄膜炎或虹膜炎

该症状是最常见的关节外表现,部分患者虹膜炎先于强直性脊柱炎发病。典型的发病方式为单侧急性发作,症状包括眼痛、畏光、流泪、视物模糊,查体可见角膜周围充血、虹膜水肿、患侧瞳孔缩小等。

2.心血管症状

心血管受累虽较少,但却是强直性脊柱炎的一类重要表现,病变主要包括主动脉炎、主动脉瓣膜下纤维化、主动脉瓣关闭不全、心包炎等。主动脉炎病理为血管滋养管内膜损伤,伴血管炎和纤维化,可以表现为慢性血流动力学改变或瓣膜关闭不全,导致进行性加重的心功能不全。

3.肺部症状

肺部受累多在疾病后期,较少见,以缓慢进展的上段肺纤维化为特点。患者可无明显症状,也可有咳嗽、咳痰、气短甚至咯血等。随病情进展可出现双上肺纤维化,尤其是肺尖,甚至形成空洞,肺功能进一步受损。晚期合并感染后可使病情加重。

四、辅助检查

(一)影像学检查

1.X 线检查

X线早期表现主要累及骶髂关节,关节骨质疏松,间隙增宽呈不规则形,软骨下骨有硬化致密改变;病程的推移关节改变加重,椎体间隙逐渐变狭窄,直至双侧骶髂关节出现融合。椎间小关节形成大范围其严重的骨化性骨桥改变,把这种现象称为"竹节样脊柱",是强直性脊柱炎最具特征的表现。

2.CT 检查

骶髂关节有虫蚀样破坏,软骨下骨质硬化,关节间隙变窄,关节部分或全部融合,骨质增生等。脊柱表现为椎体呈方形椎,前纵韧带、后纵韧带、棘上韧带、棘间韧带骨化,腰椎生理曲度变小,胸椎生理后凸增大,颈椎生理曲度变直或反弓,晚期整个脊柱呈竹节样变。髋、膝、踝关节等这些外周关节早期滑膜炎、关节积液、关节间隙增大,后期关节间隙变窄,骨赘形成,骨质融合,屈曲挛缩畸形。

3.MRI 检查

MRI检查是较灵敏的检查方法,一般可以看到在骶髂关节的骶骨或者髂骨部位出现骨髓水肿,也就是在 T_2 像上会出现发白、信号增强的表现;还可以看到在骶髂关节间出现积液,也就是在 MRI 检查的 T_2 像、T_2 压脂像上会出现发亮、发白及信号增强的表现。若出现骨质钙化或韧带钙化的情况,还可以看到有骨赘形成的表现。

(二)实验室检查

1.血常规检查

血液常规检查主要包括白细胞、红细胞及血小板等。强直性脊柱炎患者病情活动时白细胞计数正常或升高,淋巴细胞比例可稍增加,血小板计数可升高,而少数患者可有不同程度的贫血,以轻度贫血多见。在治疗过程中,部分患者由于药物的原因可能导致白细胞减少或贫血,所以需要在治疗过程中全程监测。

2.尿常规检查

部分强直性脊柱炎患者因合并 IgA 肾病可出现血尿和/或蛋白尿,需要通过尿常规进行筛查。此外,强直性脊柱炎患者一般需要较长期使用非甾体抗炎药,该类药物偶可引起间质性肾病,尿常规可出现尿密度降低甚至其他指标异常。

3.大便常规检查

部分强直性脊柱炎患者可合并消化道炎性病变,大便常规可发现大便潜血试验阳性或出现较多量白细胞甚至脓细胞。此外,使用非甾体抗炎药可引起消化道黏膜损伤,导致大便潜血试验阳性。

4.急性期反应物检查

急性期反应物检查是一系列用于了解强直性脊柱炎患者疾病活动性和帮助评估治疗效果的指标,其优点为价格低廉、检查方便及结果回报较及时。最常用的急性期反应物为红细胞沉降率和C反应蛋白,另外,纤维蛋白原、D-二聚体及血清淀粉样蛋白也有一定的作用。然而,在感染、创伤、肿瘤及其他多种炎性疾病状态下,急性期反应物也可以升高,有可能干扰对强直性脊柱炎疾病活动性的判断;另外,也有部分活动期强直性脊柱炎患者,反复检查血液急性期反应物也未见升高。因此,急性期反应物在强直性脊柱炎疾病活动性的评估中,敏感性及特异性并不太高,在临床应用中应结合临床表现及影像学检查结果进行综合分析,以规避其局限性。

5.遗传学指标检查

目前遗传学指标检查主要是HLA-B27检查。HLA-B27是人类白细胞抗原的一种,受HLA-I类基因编码,与强直性脊柱炎高度相关。检测HLA-B27对怀疑为强直性脊柱炎但诊断强直性脊柱炎困难的患者意义较大,可作为重要的辅助诊断指标。HLA-B27可辅助强直性脊柱炎诊断、预测强直性脊柱炎患者亲属发病的可能性,以及预测幼年特发性关节炎患儿的预后。值得注意的是,该指标阴性并不能完全排除强直性脊柱炎可能,而阳性也不等于就是强直性脊柱炎,需要结合其他指标及临床表现综合分析。

6.传染病筛查

由于大部分强直性脊柱炎患者需要接受免疫调节药物的治疗,而某些治疗药物如生物制剂有可能明显降低人体对某些慢性感染的防御能力,导致并存的感染加重或复燃,因此强直性脊柱炎患者在就诊时需要完善相关检查。首先,强直性脊柱炎患者需要行乙肝五项检查以排除乙型肝炎病毒携带,若存在异常需要行乙型肝炎病毒定量及腹部超声检查。其次,强直性脊柱炎患者需要行结核分枝杆菌素纯蛋白衍生物皮肤试验和/或T淋巴细胞干扰素释放试验排除结核感染,并结合胸部X线乃至CT检查以了解是否存在肺结核。最后,排查丙型肝炎病毒、人免疫缺陷病毒及梅毒螺旋体感染也很有必要。

7.生化检查

生化检查通常包括肝功能、肾功能、血脂、电解质、补体、免疫球蛋白及血糖检查,提供患者重要脏器功能基本信息,对指导合理用药及监测药物不良反应是很必要的。

8.自身抗体检查

常用的自身抗体检查包括抗核抗体、类风湿因子及抗环瓜氨酸肽抗体等,对于鉴别其他风湿病有参考价值。

9.肿瘤指标检查

少数免疫调节治疗如生物制剂及小分子靶向药物治疗有可能导致某些肿瘤的发生率轻微升高,或者是原有肿瘤病情进展加快或出现转移,所以强直性脊柱炎患者在就诊时最好能先进行肿瘤标志物筛查,常用的肿瘤指标包括癌胚抗原、甲胎蛋白等。

(三)体格检查

主要的骶髂关节和脊柱检查方法如下。

1.4 字试验

患者仰卧位,一侧膝屈曲将足跟置于对侧伸直的膝关节上,检查者一手压直腿侧髂峰,另一手下压屈曲的膝关节。如屈膝侧髋关节出现疼痛,提示屈腿侧髋关节病变。

2.髂峰推压试验

患者仰卧位,检查者双手置于髂峰,拇指在髂前上棘,手掌按住髂结节,用力推压骨盆,若骶髂关节周围疼痛,提示该关节受累。

3.脊柱侧凸试验

患者直立站位,充分侧屈脊柱,测量直立位与充分侧屈后中指尖垂直于地面下降的距离,用于判断脊柱侧凸程度。

4.胸廓扩张试验

患者直立站位,测量在第四前肋间水平的深呼气和深吸气之胸围差,<2.5 cm为异常,提示胸廓活动程度和呼吸功能的下降情况。

5.枕壁试验

患者背靠墙直立,双足跟、臀部、背部贴墙,双腿伸直、收下巴、眼平视,测量其枕骨结节和墙壁之间的距离。正常距离为0,颈活动受限时该间隙增大,于评价颈椎活动范围减少程度。

6.Schober 试验

患者直立站位,在双侧髂后上棘连线中点及向上 10 cm 做出标记点,双膝直伸,弯腰至脊柱最大前屈度,测量上下 2 点间的距离。用于测量脊柱活动度。

7.指-地距

患者双膝直伸,弯腰至脊柱最大前屈度,测量指尖到地面的距离,正常值为0,用于判断脊柱活动度。

五、诊断

根据患者的临床表现、病史,结合相应的检查结果进行分析,一般可以明确诊断,在诊断过程中,需注意与腰肌劳损、腰背部肌纤维组织炎、腰椎间盘突出症、类风湿性脊柱炎等疾病进行鉴别。

六、非手术治疗

(一)药物治疗

1.非甾体抗炎药

非甾体抗炎药为治疗关节疼痛和晨僵的一线药,对此类药物反应良好是本病的特点。对于无法疼忍受疼痛或者疼痛影响到睡眠的患者,可使用非甾体抗炎药来缓解疼痛。第一代产品,如阿司匹林、布洛芬、双氯芬酸钠等均是临床常用的药物,但使用过后部分患者会出现胃肠道反应。新一代药物则有所改善,可明显降低胃肠道不良反应。

2.糖皮质激素

急性前葡萄膜炎、肌肉骨骼炎症患者可局部使用糖皮质激素。因糖皮质激素不能影响强直性脊柱炎的病程,且长期使用弊多于利,因此,不做常规使用且剂量不宜大。

3.其他药物

其他药物还可选用硫酸软骨素及丹参片口服,对治疗和延缓本病法阵有明显效果。

(二)全身支持治疗

患者适宜进食高蛋白、高维生素、易消化的食物,骨质疏松服钙剂和鱼肝油。疾病慢性期可以短期休息,日常从事较轻的工作,尤其注意避免弯腰,以防止驼背畸形,并且工作与生活环境不宜寒冷、潮湿、多风。

(三)物理治疗

物理治疗可采用直流电药物离子导入、紫外线照射、短波透热疗法,以及红外线和蜡疗等。

(四)医疗体育

功能锻炼对强直性脊柱炎患者保持脊柱生理姿态、增加或维持脊柱和各关节运动、改善呼吸通气等作用很大。运动类型：①维持胸廓活动度的运动，如深呼吸、扩胸运动等；②保持脊柱灵活性的运动，如颈、腰各个方向的运动、转动等；③肢体运动种类繁多，最简单者如散步、俯卧撑等，特别是游泳动作更为有利。

七、手术治疗

强直性脊柱炎主要以内科非手术疗法为主，有严重畸形的患者可进行手术治疗。手术本身不能改变疾病的进程，只能达到矫正畸形的目的，通过手术可使患者直立，解除胸腹腔压迫，改善呼吸循环和消化系统功能，还可以纠正患者的体态，解除心理压力。

(一)骶髂关节病灶清除术

患者行硬膜外麻醉，麻醉成功后，取俯卧位，以髂后上棘为定位标志，腰臀部术区常规消毒铺巾，以髂后上棘下约 2 cm 为中心向下做长约 2 cm 的斜弧形切口，逐层切开皮肤、皮下、深筋膜，显露髂后上棘、显露骶髂关节后韧带，为避免损伤骶髂关节后韧带，用骨刀在骶髂关节间隙外侧约 1 cm 处，用骨刀开大小为 1.5 cm×1.0 cm 的骨窗，掀开外侧皮质骨板以备用，用刮勺进入骨窗，刮除髂骨部分松质骨预留备用，显露骶髂关节间隙，沿关节间隙进行上下关节炎性病灶组织刮除，刮除完毕，冲洗关节间隙及切口，将松质骨置入骨窗内，将预先留置的皮质骨块置入骨窗，置胶片引流，逐层缝合切口，刮出病灶组织送病理检查。

(二)全髋关节置换术

患者行硬膜外麻醉，取侧卧位(患侧在上)，髋关节后外侧切口(髋关节屈曲畸形者前外侧入路)，从骶后上棘至大粗隆连线外 1/2 处沿大粗隆后缘向股纵轴切开，分离臀大肌，松解关节周围挛缩软组织，切断外旋肌群，必要时将髂腰肌切断，以充分暴露关节囊。切开关节囊，从股骨小转子上 0.5～1.0 cm 处实施股骨颈截骨术，后将股骨头取出，维持髋臼缘 15°前倾角，用适合髋臼锉研磨髋臼，以骨水泥型假体固定，最后复位，测试各方面的活动功能，常规留置引流管，缝合切口。

第三节 脊柱结核

一、概述

脊柱结核发病率在全身关节结核中居首位,其中椎体结核占大多数,附件结核十分罕见。椎体以松质骨为主,它的滋养动脉为终末动脉,结核分枝杆菌容易停留在椎体部位。脊椎结核中以腰椎最多见,胸椎次之,颈椎及骶骨少见,可能与负重、劳损、血供差有关。

二、病因与病理

(一)病因

脊柱结核为继发病,原发病为肺结核、消化道结核或淋巴结核等,结核分枝杆菌通过血液传播或直接蔓延等途径传播至脊柱,形成脊柱结核。此外,结核接触史、抵抗力低下,以及全身性疾病等也构成脊柱结核发生的危险因素。

1.传播途径

(1)血行传播:原发病灶在尚未接受有效抗结核治疗和机体抵抗力下降时大量的结核分枝杆菌进入血液,即以血行播散的方式达到全身的组织和器官,形成结核病灶。机体抵抗力强并得到有效的治疗,病灶可被纤维包绕、机化和钙化。反之,可形成慢性活动性病灶。

(2)淋巴途径:腹腔淋巴结结核病灶可通过淋巴管将菌栓运送到脊柱,可形成脊柱结核。

(3)局部蔓延:脊柱邻近组织,如胸膜、淋巴结等结核病灶破溃,结核分枝杆菌可直接蔓延到椎体。

2.危险因素

(1)结核接触史:既往感染过结核、有结核家族遗传史、结核高发地区移居者更容易发作脊柱结核。

(2)抵抗力低下:营养不良、长期使用免疫抑制剂、艾滋病患者机体免疫力低下,容易感染结核分枝杆菌,使脊柱结核发生风险增加。

(3)全身性疾病:糖尿病、慢性肾功能不全等全身性疾病者,是脊柱结核患病的高危人群。

(二)病理

脊柱结核可单发或多发,以单发多见。病理改变主要表现为椎体破坏、死骨形成、脓肿形成。早期以骨质破坏、脓肿形成为主,后期主要表现为吸收、死骨形成、纤维化及钙化。椎体破坏可引起脊柱解剖与形态学方面的改变,即后凸畸形。根据病灶在椎体与相邻组织所处的部位,脊柱结核可分为以下几个类型。

1.中心型椎体结核

此种类型结核在成人少见,多见于 10 岁以下儿童。好发于胸椎,以椎体破坏为主,病程进展较快,菌栓经血液循环到达椎体中央引起骨质破坏、楔形变等。脓肿穿破终板可以产生椎间隙结核及椎旁脓肿。

2.边缘性椎体结核

边缘性椎体结核临床上多见于成人,好发于腰椎,以脓肿形成为主。菌栓经血循环到达椎体并局限于椎体的上下缘,很快侵及至椎间盘及相邻椎体。椎体破坏可产生楔形变,椎间盘破坏是边缘性椎体结核的特征,导致椎间隙变窄。结核性肉芽组织侵袭到椎管内可导致脊髓与神经根受压。

3.寒性脓肿

椎体破坏后形成的寒性脓肿包括椎旁脓肿和流注脓肿 2 种表现,无红、肿、热、痛等急性炎症表现,含结核性肉芽性肉芽组织、干酪样物质、坏死组织及死骨。脓肿可沿筋膜或组织间隙流注到远隔部位,形成闭合性窦道。寒性脓肿破溃后必然会有混合性感染,引流不畅时患者会有高热,局部炎症也会加重。重度混合感染的结果是患者慢性消耗、贫血、中毒症状明显。

(1)椎旁脓肿:脓液汇集在椎体旁,可在前方、后方或两侧。以积聚在两侧和前方比较多见。脓液将骨膜掀起,还可以沿着韧带间隙向上下蔓延,使数个椎体的边缘都出现骨侵蚀。它还可以向后方进入椎管内,压迫脊髓和神经根。

(2)流注脓肿:椎旁脓肿积聚至一定数量后,压力增高,穿破骨膜,沿着肌筋膜间隙向下方流动,在远离病灶的部位出现脓肿。

例如,颈椎脓肿常常突破椎前骨膜和前纵韧带,汇集在椎体骨膜前方和颈长肌的后方;第四颈椎以上的病变脓肿位于咽腔后方,称为咽后壁脓肿;第五颈椎以下的脓肿多位于食管后方,称为食管后脓肿;椎体侧方病变的脓液可在颈部两侧,沿椎前筋膜及斜角肌向锁骨上窝流注形成脓肿;下颈椎结核病变的脓液可沿颈长肌下垂,流注到上纵隔的两侧;病变的脓液也可沿颈长肌上行,在颈根部两侧形成脓肿,需要与颈部淋巴结结核相鉴别。胸椎结核所形成的椎旁脓肿可呈球形、梭形、烟筒形,可经横突和肋间隙向背部流注,沿肋间血管神经束后支走行,而在背部形成脓肿,亦可流入胸腔及肺部,形成内瘘。

胸腰椎及腰椎病变所致的椎旁脓肿穿破骨膜后,积聚在腰大肌鞘内,形成腰大肌脓肿。浅层腰大肌脓肿位于腰大肌前方的筋膜下,它向下流动积聚在髂窝内,成为髂窝脓肿。腰三角是一个潜在的间隙,它的边缘是髂嵴后缘、骶棘肌的外缘与腹内斜肌的后缘。深层的腰大肌脓肿可以穿越腰筋膜到腰三角,成为腰三角脓肿。腰大肌脓肿还可沿腰大肌流注至股骨小转子处,成为腹股沟处深部脓肿。它还能绕过股骨上端的后方,出现在大腿外侧,甚至沿阔筋膜下流至膝上部位。腰骶结核可形成腰大肌脓肿及骶前脓肿,骶前脓肿可穿破乙状结肠和直肠形成内瘘。

4.椎体骨膜下结核

此类型结合比较少见,多发生于骨膜下、椎体前缘,也可以由椎体结核到达骨膜下,病理改变主要以椎体前缘骨质破坏为主,有骨膜下脓肿,但很少形成死骨。

5.附件结核

结核还可发生于椎弓、棘突、横突及椎板等部位,常与椎管内结核同时存在。

三、临床表现

(一)全身症状

起病缓慢,早期患者症状多不明显。可有低热、乏力、精神不佳、消瘦、盗汗、食欲不振与贫血等全身症状。儿童常有夜啼,呆滞或性情急躁等。有时被呼吸系统、神经系统的疾病所掩盖,可同时发现存在肺结核、胸膜结核及其他部位的结核等。

(二)局部症状

1.疼痛

疼痛往往是最早出现的症状,持续性疼痛是脊柱结核的主要特征。患者行走、劳累后加剧,休息后减轻,其疼痛程度与病变程度成正比,因此,早期疼痛不会影响患者睡眠,病程长者夜间也会疼痛。疼痛可分为局部性和放射性 2 种。局部性疼痛通常出现在受累椎体水平,棘突两旁或棘突和棘间。放射性疼痛,当病变影响到神经根时可出现相应神经节段支配区的放射痛。

(1)颈椎结核除有颈部疼痛外,还有上肢麻等神经根受刺激的表现,咳嗽、喷嚏时会使疼痛与麻木加重。神经根受压时则疼痛剧烈。如果疼痛明显,患者常用双手撑住下颌,头前倾,颈部缩短,姿势十分典型。咽后壁脓肿会妨碍患者呼吸与吞咽,睡眠时有鼾声,后期可在颈侧摸到寒性脓肿所致的颈部肿块。

(2)胸椎结核有背痛症状,必须注意下胸椎病变的疼痛有时表现为腰骶部疼痛。脊柱后凸十分常见,疾病早期家长应注意观察患儿胸椎后凸畸形。

(3)腰椎结核患者在站立与行走时,往往用双手托住腰部,头及躯干向后倾,使重心后移,尽量减轻体重对病变椎体的压力。

2.活动受限

早期患者即可脊柱出现肌肉痉挛症状,儿童则更为明显。开始时表现为脊柱旁肌肉因疼痛引起反射性痉挛,进而转变为痉挛性肌紧张,最终导致患者强迫体位,即活动受限。不同部位的结核强迫体位也不同,如颈椎结核患者的斜颈,胸腰椎结核患者的傲慢步态等。在儿童和青年人时,可见到脊柱侧凸。晚间儿童入睡后,限制脊椎活动,使脊椎处于某一特定无痛位置的肌肉痉挛松弛,在翻身或变换体位时造成疼痛,致儿童突然疼痛而引起的小儿夜啼是较为常见的。

3.畸形

由于相邻的椎缘楔形破坏或椎体楔形压缩,脊柱的生理弧度发生改变,以向后成角畸形多见,侧凸畸形少见。胸椎原已有后凸,病变时后凸尤为明显,而腰椎后凸不明显。成角后凸的上下脊柱段常有代偿性前凸。

4.神经功能障碍

神经功能障碍包括脊髓压迫症和截瘫。神经功能障碍产生的原因是结核病变物质(脓、干酪、肉芽、死骨、纤维增生等)及病变破坏的椎体后缘骨质对神经根或脊髓压迫所致。神经功能障碍的程度因压迫物的性状(软性、硬性)压力、压迫的时间长短,以及压迫的解剖部位(颈、胸椎或腰椎)而有所不同。轻者仅表现为神经根刺激症状,重者可并发感觉、运动和括约肌等功能障碍,严重者可出现脊髓横断性传导障碍,以及在人体某一水平截面以下的感觉、运动及括约肌功能的丧失所造成的瘫痪,临床上称为截瘫,截瘫是脊椎结核的一种严重并发症。

四、辅助检查

(一)影像学检查

1.X 线检查

X 线检查因受累部位、破坏程度、病程长短及患病年龄不同而异。小儿患者的病变发展快且较严重。脊柱结核的 X 线表现大致可归纳为骨质破坏、椎体变形、椎体相互嵌入、椎间隙变窄、脊柱后凸畸形、骨密度增高或减低、脓肿形成、新骨或骨桥形成、病理性脱位等。

（1）骨质破坏：按病理类型不同，其破坏部位也不同。边缘型病灶的骨破坏，初期出现在椎体之上或之下，以后再向椎体内部扩展。中心型病灶的骨破坏虽出现在椎体中央部，但因初期病灶较小而不宜显于 X 线片上，此时做断层摄影有利于发现早期病灶。随着病变进展，在侧位片上易看到大范围的骨破坏，其中可能存有小死骨片。病变继续扩展，则椎体边缘也将受累。原发骨膜下型病灶显示某个椎体前方具凹陷状骨缺损，而邻近椎体则无异常改变。继发骨膜下型病灶，因受前纵韧带下脓液直接侵袭，故数个相连椎体同时受累，椎体前面呈同样的凹陷状缺损，或者出现不相连续的双段病灶。当观察骨膜下型病灶 X 线片时须特别注意，脊柱附件及邻近肋骨头也常常同时受到破坏。骶骨结核常表现为大范围溶骨破坏，无硬化边缘，应与肠管积气加以鉴别。

（2）椎体变形：边缘型病灶开始于椎体之上或下面，椎体的其余部分尚未受累，故对负荷体重尚无太大影响，因而椎体受压变形不多见。中心型病灶出现于椎体中心，故易因受压而呈楔形变形。椎体变形与脊柱发病部位也有关系。胸椎具有轻度生理性后凸，负荷重心靠前又因脊柱后方有椎弓关节形成的骨性支柱，而脊柱前方则仅有韧带相连接，所以胸椎结核时，易见到尖端向前的椎体楔形变形。颈椎及腰椎皆为生理性前凸，负荷重心靠后，故即使椎体受到破坏，也不易出现典型的楔形变形。

（3）椎体相互嵌入：因腰椎小关节面近于垂直方向，且负荷重心在后方，故当椎体破坏时，其上方邻近的椎体向其中嵌入，椎间隙消失。但胸椎则不同，其负荷重心在前方，且椎板较宽厚，故不易发生嵌入现象。对于颈椎，因椎体与横突的高度相差不多，故当椎体受到破坏后，横突即将插入其间，限制椎体相互嵌入。

（4）椎间隙变窄：椎体的上下面受到破坏时，椎间盘的营养供应障碍，发生退行性变，即可出现椎间隙狭窄。此种 X 线表现的早晚，与病理类型有关。中心型病变则须在稍晚时期，当病变波及到椎体周围部分时才可能出现。在确诊脊柱结核时，椎间隙变窄为比较重要的 X 线表现。

（5）脊柱后凸畸形：与破坏的程度和部位有关。胸椎的正常生理曲度向后，负荷重心在前方。当椎体前方有骨破坏时，可能导致椎弓关节半脱位，使椎体前方负荷更多而造成病理性后凸。发生于颈椎或腰椎结核之后凸皆较轻微，常常仅表现为病变部位变直。

（6）骨密度增高或减低：受累椎体密度增高不常见，当有广泛的闭塞性动脉内膜炎，影响了局部血液循环时，适于钙盐沉着才有此现象。骨密度减低是由局部充血及失用性萎缩所致。骨密度改变对于诊断并无特殊意义。

（7）脓肿形成：颈椎结核易合并咽喉壁脓肿，于侧位 X 线片，气管受压前移，当脓肿穿破时可见含气积液腔。胸椎结核易并发椎旁脓肿，而腰椎结核则常合并腰大肌脓肿。有少数患者，其脓肿壁上有不规则钙斑，对于确定结核病变性质上很有帮助，但此钙斑并不常见。

（8）新骨或骨桥形成：结核性脓液或结核性肉芽组织引起的椎间韧带及关节肿胀，可导致血液循环减少，而有利于新骨沉着及骨桥形成。此外，椎体表面性病灶，因炎症性作用而产生一些骨膜性新生骨。同时易活动部位的机械性刺激也是新骨形成的原因。结核性骨桥往往只连接着受累骨局部，很少有完全性骨性强直，与脊柱化脓性骨髓炎不同。

（9）病理性脱位：此现象不多见，颈椎炎性病变存在时，引起颈性痉挛，有可能导致寰枢椎脱位或半脱位。

以上所述各种 X 线变现，不一定在每个患者都能见到。它们常是错纵交叉出现的，且其表现与病程、病变部位及病变活动程度有关。在病变活动期以骨破坏，骨质疏松及脓肿形成为主，而治愈期则有新骨形成，骨密度逐渐恢复，椎体边缘变锐利，没有脓肿、死骨，也看不到新的骨破坏。

2.CT 检查

溶骨性及虫蚀状骨质破坏为脊柱结核最基本的 CT 表现，在 CT 图像上主要表现为斑片状、蜂窝状低密度灶，边界较清楚，有的可见边缘硬化，骨质破坏的部位大部分位于椎体的中部及前部，少部分位于后部，椎体后部的破坏常伴病灶向后突入椎管压迫硬膜或脊髓，造成椎管狭窄。相邻 2 个椎体的破坏，可同时伴有椎间盘的破坏，表现为椎间盘密度不均等。骨质增生及硬化在 CT 图像表现为斑片状高密度灶，椎体内骨质结构失常，有时可见骨小梁结构明显增粗肥大，其中可见骨质破坏区或硬化的骨质包绕在破坏区的周边。死骨表现为在骨质破坏区内出现小片状及点状高密度灶，常常多发。椎旁脓肿及腰大肌脓肿的早期 CT 检查表现为椎旁软组织和/或腰大肌的肿胀，其密度为软组织密度，可表现为椎前或椎旁软组织肿胀或两侧腰大肌不对称及单侧肿胀或双侧腰大肌肿胀。晚期表现为椎旁软组织和/或腰大肌内低密度区（脓肿），其中可见钙化影。

3.MRI 检查

MRI 检查对水含量和蛋白含量多少的变化极其敏感，在病变早期其他影像检查无异常发现时即能发现病变。因此 MRI 检查在脊柱结核的早期诊断中比X 线检查、CT 检查及发射型计算机断层扫描仪具有优越性。MRI 检查多平面成像,能对脊柱、椎间盘细微的病理改变进行观察,确定病变范围,尤其是矢状面扫描可观察脊髓受压与椎管侵及情况。因此,MRI检查是目前能在病变部位早期发现病灶、确定病变范围的最有效的影像检查方法。

(1)脊柱结核的典型 MRI 检查改变包括椎体骨炎、椎体周围脓肿、椎间盘改变及椎管受累表现。①椎体骨炎:发生于椎体的结核,常导致椎体骨质破坏和骨髓炎性肿胀,T_1WI 正常高信号的骨髓组织信号减低,T_2WI 由于病变椎体水含量增加,而信号增强。炎性水肿区由于存在骨小梁而信号不均匀,骨髓内的干酪样脓肿则呈均匀无结构的长 T_2 信号,形态不规则,边界清楚,后者为脊柱结核的典型 MRI 表现之一。椎体终板常受累,椎体低信号带破坏中断,严重者椎体终板破坏消失,此亦为脊柱结核的典型 MRI 表现。椎弓根较少受累,且主要发生在根部,为炎性水肿的波及,严重的椎体破坏可形成椎体崩解碎裂和压缩性骨折,失去典型的 MRI 表现,甚至仅仅从椎体信号上与椎体肿瘤难以区分。椎旁脓肿和椎间隙改变可资鉴别。②椎体周围脓肿:脊柱结核的冷脓肿大小,范围不一。冷脓肿呈典型长 T_1 长 T_2 无结构信号,边界多清楚,脓肿周围多包绕纤维包膜和肉芽组织,T_2WI 呈略高的混杂信号。典型的冷脓肿呈蜂窝状,在 Gd-DTPA 增强后显示更清楚。椎旁和韧带下冷脓肿对椎体侵蚀形成椎体骨质缺损,边缘不整齐。冷脓肿上下多跨越一个或多个椎间隙,范围较病变椎体大。③椎间盘改变:椎间隙变窄是脊柱结核的典型 MRI 表现之一,是与椎体肿瘤的重要鉴别点。有些学者认为,椎间隙变窄并非椎间盘本身病变所致,由于椎体终板破坏,一方面椎间盘通过病变椎体终板疝出,使椎间隙膨隆;另一方面由于椎体终板破坏,椎间盘的水分代谢停止,导致脱水退变而使椎间隙轻度或中度变窄。但也有学者认为,脊柱结核较晚期时干酪样脓肿可以破坏椎间盘,导致椎间隙明显变窄。④椎管受累:MRI 可清楚显示脊柱结核时脊髓压迫受害情况。椎管内硬膜外脓肿均在受累椎体水平,表现为梭形长 T_1 长 T_2 信号,边缘有纤维肉芽组织包绕。后者 Gd-DTPA 增强呈显著强化。显示出清楚边界。另外,椎体破坏后所致的脊柱后凸畸形和碎骨片后移亦可导致骨性椎管狭窄,脊髓压迫。有报道认为炎性刺激和压迫可导致脊髓缺血、水肿,T_2WI 脊髓信号不均匀增高。

(2)不典型脊柱结核的 MRI 检查可表现为跳跃式多椎体受累、单椎体破坏、多椎体破坏而椎间盘正常或单独附件受累,MRI 检查不易做出定性诊断,主要应与骨转移瘤鉴别,可参考以下几点。①脊柱结核大多有椎间盘受累,椎间隙变窄,转移瘤椎间盘不受累。②脊柱结核相邻多个椎体易受累破坏,椎体的形态仍保持长方形或楔形改变,脊柱转移瘤多以单发、跳跃形式出现,椎体变为扁长形。③附件受累多见于转移瘤,脊柱结核则附件受累较少。④脊柱结核多有冷脓肿形成。

4.B超检查

对脊柱结核的治疗,最有价值的方法是在抗结核药物和其他抗生素的辅助下,进行彻底的病灶清除术。若手术选择不当,给患者带来危害和不必要的痛苦。其重要的手术指征之一就是难以被吸收的椎旁或腰大肌脓肿。X线检查主要是通过显示脓肿阴影来明确脓肿的存在与否,这就表明了X线对诊断椎旁或腰大肌脓肿缺乏特异性。而B超检查有一定的特异性,其显示寒性脓肿为液性暗区,当坏死组织较多时,呈低回声区或中等回声区,死骨表现为强回声斑,后方伴弱声影。

因此,脊柱结核辅以B超检查有以下优点。①可以弥补X线检查的不足之处,对于确定有无椎旁或腰大肌寒性脓肿,尤其是对病变较早期、无死骨、椎间隙狭窄不重,而已有寒性脓肿患者的诊断有重要价值。②可帮助临床决定治疗方案和选择手术入路,对于X线检查显示无大块死骨,仅有寒性脓肿阴影的患者,若B超探查无脓液,红细胞沉降率又不快时,说明患者对抗结核药物治疗敏感而脓肿已被吸收,应继续给予非手术治疗。对于需要手术治疗的患者,应选择B超显示有脓肿或脓肿大的一侧做病灶清除术或选择双侧入路、经胸入路等。③对于有手术禁忌的患者,全身用抗结核药疗效不甚好时,可考虑用B超定位穿刺抽脓,局部注射抗结核药,并定期观察疗效。④B超检查具有安全、简便、快捷、无损害等特点。因此,用B超检查配合X线检查诊断脊柱结核具有一定的价值。

5.骨扫描检查

当结核侵及部位出现核素浓聚现象时,骨扫描检查可以帮助了解其他部位有无结核病灶。

(二)实验室检查

1.血常规检查

患者常有轻度贫血,多发病灶或合并继发感染者,贫血加重。白细胞计数一般正常,有混合感染时白细胞计数会升高。病变活动期,患者红细胞沉降率明显增快,病变趋向静止或治愈时红细胞沉降率逐渐下降至正常,因此,红细胞沉降率是用来检测病变是否静止和有无复发的重要指标,红细胞沉降率正常者不能完全排除脊柱结核。

2.结核分枝杆菌素试验

结核分枝杆菌素试验阳性是一种结核特异性变态反应,它对结核分枝杆菌感染有肯定的诊断价值,结核分枝杆菌素试验主要用于少年和儿童结核病诊断,对成人结核病诊断只有参考价值,它的阳性反应仅表示有结核感染,并不一定患病。若试验呈强阳性者,常提示人体内有活动性结核。结核分枝杆菌素试验对婴幼儿的诊断价值比成年人大,因为年龄越小,自然感染率越低,而年龄越大,结核分枝杆菌自然感染机会越多,结核分枝杆菌素试验阳性者也越多,因而诊断意义也就越小。

3.细菌学检测

痰液、脓液进行抗酸涂片可找到结核分枝杆菌。抗酸培养可培养出结核分枝杆菌。

4.病理学检查

对可疑的病变部位进行穿刺或切取组织进行病理学检查亦能确诊。

(三)体格检查

(1)患者从地上拾物时,不能弯腰,需挺腰屈膝屈髋下蹲才能取物,称拾物试验阳性。

(2)患儿俯卧,检查者用双手提起患儿双足,将双下肢及骨盆轻轻上提,如有腰椎病变,由于肌痉挛,腰部保持僵直,生理性前凸消失。

五、诊断

脊柱结核的诊断应该结合病史、症状、体征、实验室检查和影像学表现综合分析。当病变发展到一定程度,各种症状和体征明显、影像学表现典型时,诊断一般并无困难。确诊尚需要细菌检查学和病理学检查。早期骨质破坏不明显或者症状不典型时,诊断往往有一定困难。

六、非手术治疗

(一)一般治疗

1.加强营养

让患者摄入足够的蛋白质、糖类、B族维生素以及维生素C。可酌情服用中药阳和汤等方剂,以改善患者的症状,增强食欲,增强抵抗力。

2.制动

在病变活动期应强调让患者卧床休息,减少体力的消耗,有利于健康状况的改善,也可避免脊髓及神经根受压的加重。

3.保护性支架

颈围、腰围和躯干支架适用于病变已趋稳定或融合术后该处尚未牢固愈合者。

4.牵引固定

对颈椎、上胸段病变较重者,或脊柱的稳定性受到影响者,可施行头部或骨盆牵引。牵引能使颈部处于相对固定状态,使颈部肌肉松弛,恢复颈椎的生理曲线,减轻颈椎局限水肿、充血及渗出等。

(二)药物治疗

有效的药物治疗是杀灭结核分枝杆菌治愈脊柱结核的根本措施。

1.治疗原则

抗结核药的应用贯穿于治疗全程,遵循"早期、规律、全程、联合、适量"的原则。

(1)早期:早期开始药物治疗,治疗应早抓、抓紧。

(2)规律:按照规定的化疗方案用药,不可任意改变治疗方案,用药要持续不间断,否则不能达到治疗的目的,使治疗失败,甚至使细菌产生耐药物菌株。

(3)全程:药物治疗在整个脊柱结核治疗全过程中不间断用药。

(4)联合:抗结核药物治疗,药物不可单用,而要联合使用。

(5)适量:每种抗结核药应根据体重、年龄给予合适的剂量,使每种抗结核药能发挥最大效果,而又不引起不良反应。

2.治疗方案

常规给予患者抗结核治疗方案:异烟肼,0.30 克/次,1 次/日;利福平,0.45克/次,1 次/日;吡嗪酰胺,0.50 克/次,3 次/日;乙胺丁醇,0.75 克/次,1 次/日。根据实验室复查红细胞沉降率和 C 反应蛋白结果、影像学检查资料,以及患者临床症状改善情况,调整用药方案。

患者应遵循治疗原则应用抗结核药物,对于无耐药患者,一般常规应用抗结核药物 12～18 个月,对于耐药患者,用药时间为 18～24 个月。

3.不良反应

抗结核药物的主要不良反应为肝损害、神经毒性过敏反应、胃肠道反应、肾损害等,患者用药期间应定期检查肝肾功能,并同时服用保肝等药物,发现异常及时予以相应处理。儿童需慎用乙胺丁醇及链霉素。

4.治愈标准

符合以下治愈标准的患者可以停止抗结核药物治疗,但仍需定期复查。

(1)血细胞沉降率连续保持正常时间＞6个月。

(2)无发热症状,病椎疼痛消失时间＞6个月。

(3)CT扫描或X线摄影显示椎间融合或骨病灶完全修复时间＞6个月。

(4)治疗结束1年后病灶无复发。

七、手术治疗

(一)适应证与禁忌证

1.适应证

(1)规范抗结核治疗下,患者顽固疼痛症状不缓解,结核病灶、脓肿增大、进展,导致患者生活质量差。

(2)脊柱结核病灶脓液、结核性肉芽组织、干酪样坏死物质、死骨等压迫脊髓,出现脊柱局部稳定性遭到破坏、感觉运动障碍等。

(3)脊柱结核病灶治愈后遗留明显的后凸畸形,伴随局部疼痛或是发生迟发性瘫痪。

2.禁忌证

多器官功能衰竭、严重贫血、低蛋白血症等,术前经治疗后仍难以纠正,手术耐受力差;活动性肺结核未得到有效的控制,且有较强的传染性结核;中毒表现明显,术前抗结核治疗不充分。

(二)手术技术选择

针对不同情况应选择的脊柱结核外科手术技术,见表7-16。

表 7-16　脊柱结核手术技术选择

临床表现	术式选择
较大流注脓肿,脊柱椎间盘破坏轻微、无需脊柱病灶清除	结核脓肿切开引流术
较大椎旁、流注脓肿,合并间隙破坏明显,需脊柱结核病灶清除,清除后无脊柱不稳或缺损	结核脓肿切开引流术＋脊柱结核病灶清除、神经减压术
结核病灶破坏脊柱稳定性、出现脊髓神经受压,或病灶清除后较大缺损,局部不稳	结核脓肿切开引流术＋脊柱结核病灶清除、神经减压术＋脊柱椎间植骨融合内固定术
治愈性脊柱结核后凸畸形	脊柱畸形截骨矫形、内固定术

(三)皮下脓肿切开引流术

以脓肿为中心,切开皮肤、皮下组织,切口长度 1～3 cm,钝性分离至脓肿壁,用刮匙搔刮脓肿和坏死肉芽组织,取坏死肉芽组织送病理检查,取脓液送结核分枝杆菌培养＋快速药敏试验、GeneXpert MTB/RIF 检查、抗酸染色等检查,内置 1 根直径 0.4 cm 的硅胶引流管引流脓液

(四)后路减压椎弓根螺钉内固定术

患者全身麻醉后,取俯卧位,C 型臂机透视定位并标记病变椎体,常规消毒铺单,以病变最严重椎体的上一位椎体棘突为中心,后正中纵向切口,逐层切开,沿棘突两旁骨膜下剥离椎旁肌肉,显露并切除病变椎板及两侧关节突关节。切除全部病变的椎间盘组织,清除病灶,清除椎管内脓肿,彻底减压,显露硬膜。适当撑开间隙,取髂植骨或安放椎间融合器,置入链霉素 2.0 g、异烟肼 0.2 g。双极电凝行硬膜外静脉丛彻底止血。安放椎弓根螺钉纵向连接杆,矫正后凸畸形,加压锁紧螺帽。C 型臂机透视查看各螺钉长度、位置、角度是否合适,椎间隙高度及生理弯曲是否恢复,侧凸是否矫正,植骨是否充分,融合器位置是否居中。术中抗生素生理盐水反复冲洗,双极电凝彻底止血,硬膜外覆盖明胶海绵,置引流管 1 根,逐层缝合关闭切口。

(五)非病灶区截骨矫形术

患者取俯卧位,双侧大腿下方垫氧气枕备用;检查腹部悬空,双上肢无过度牵拉,眼部无挤压。肩关节外展不超过 90°,以免出现臂丛受压或牵拉伤。手术范围以第一胸椎至第四腰椎为例,沿第一胸椎至第四腰椎棘突做一纵向切口,逐层切开皮肤及皮下组织,显露第一胸椎至第四腰椎的棘突、椎板、关节突、横突等结构。三维 C 型臂 X 线机透视、神经导航引导下分别于第一、第二、第四胸椎与第二、第三、第四腰椎双侧置入长短适宜的椎弓根螺钉。在结核病灶区,角状后凸顶点上下置入 2 枚螺钉备用,避免截骨断端过长椎体无螺钉,在矫形时发生移位、不稳。于术者的对侧用预弯好的钛棒,跨过顶椎区域,连接上下椎弓根螺钉,做临时固定。以第一腰椎椎板为中心,用超声骨刀切除第一腰椎椎板及第十二胸椎、第二腰椎部分椎板,显露硬膜囊及第一腰椎神经根。用骨刀切去第一腰椎横突,用骨膜分离器沿第一腰椎椎体侧壁小心剥离椎体,避免损伤节段动脉,直至剥离至椎体前方,上下剥离至椎间盘。使用骨刀完全切除第一腰椎椎体。探查硬膜囊上下无明显挤压。助手于手术台下给氧气枕充气,直至双下肢抬高,高于身体体位。将预弯好的钛棒,安装在左侧椎弓根螺钉;松开右侧临时固定棒,

利用左侧钛棒的弹性,部分矫正后凸畸形,可见脊柱后凸部分改善;预弯右侧钛棒,将前凸角度较术中脊柱状态更大,安装至右侧后,松开左侧钛棒,脊柱后凸获得进一步恢复。如此反复交替折弯左右侧钛棒,直至患者后凸畸形矫形满意。矫形操作时,需循序渐进,每次矫正后均需探查硬膜囊松紧程度,及时扩大减压范围。必要时可以通过助手于手术台下整体抬高双下肢及骨盆,达到类似于脊柱远端后旋的效果,来达到重建矢状位序列的目的。整个手术过程中进行持续神经电生理监测。

(六)后路钉棒系统内固定联合前路病灶清除植骨融合术

患者取俯卧位,以病椎为中心,取后正中切口,显露关节突关节,按照术前制定的方案植入椎弓根螺钉,根据病椎椎弓根椎体破坏程度,选取病椎合体置钉,一般情况下2个椎体病变在病椎植入2～4枚椎弓根螺钉,上下邻近各1个正常椎体植入椎弓根螺钉;3个病变椎体在病椎植入3～5枚椎弓根螺钉,上下邻近各1个正常椎体植入椎弓根螺钉;4个病变椎体在病椎植入4～6枚椎弓根螺钉,上下邻近各1～2个正常椎体植入椎弓根螺钉。僵硬或柔软性后凸畸形明显者,予以截骨,通过椎弓根螺钉系统撑开复位矫正后凸畸形。根据患者术中耐受情况选择一期或二期前路病灶清除结构性植骨融合术。病灶选择脓肿大、症状重、椎体破坏严重一侧为手术切口。胸椎结核采用开胸入路,胸腰段采用经胸腹膜后入路,腰椎结核采用经腹肌腹膜后入路。

术中充分显露病灶,清除病灶组织,包括干酪性脓液、结核性肉芽组织、病变椎间盘、死骨,清除至骨面渗血,无硬化骨组织与无效腔。有神经症状者必须进行椎管充分减压,切除突入椎管的坏死椎体骨组织。上下完全变性的椎间盘组织病灶清除贯穿至对侧,以过氧化氢、生理盐水反复冲洗至清亮为止,上下椎开槽,根据病灶缺损大小选择合适的植骨方式。植骨块必须牢固,如病椎缺失在2个椎体或以上时,予以钛网支撑植骨。为防止钛网移位、脱出,必要时予以前路单钉棒系统加压内固定。局部应用链霉素 2.0 g＋异烟肼 0.2 g 或利福平 0.6 g＋异烟肼 0.2 g 放置于病灶清除处。开胸者胸腔闭式引流,未开胸者置管引流,取出的病变组织行病理检查。

参考文献

[1] 范涛.脊髓脊柱外科典型病例诊治解析[M].北京:人民卫生出版社,2018.

[2] 宋洁富.现代脊柱外科技术与临床应用[M].北京:科学技术文献出版社,2019.

[3] 邝磊,李磊.脊柱外科常用微创技术[M].北京:科学技术文献出版社,2018.

[4] 袁慧书,郎宁.脊柱疾病影像诊断[M].北京:北京大学医学出版社,2021.

[5] 王一民,刘黎军,邓雪峰.实用创伤骨科学[M].北京:科学技术文献出版社,2019.

[6] 李荣锐.实用脊柱疾病基础与微创治疗[M].北京:中国纺织出版社,2018.

[7] 李明,何大为.腰椎间盘突出症.第 3 版[M].北京:中国医药科技出版社,2021.

[8] 董玮.临床骨与脊柱常见病处置[M].北京:中国纺织出版社,2022.

[9] 李勇.实用骨与脊柱外科治疗方法[M].北京:科学技术文献出版社,2021.

[10] 史建刚.脊柱结构、功能与疾病[M].北京:科学出版社,2020.

[11] 程黎明.脊柱脊髓损伤修复学[M].北京:科学出版社,2021.

[12] 王伟,菅凤增.神经脊柱外科手册[M].北京:科学出版社,2021.

[13] 王飞.脊柱外科与骨创伤综合治疗学[M].天津:天津科学技术出版社,2018.

[14] 李咸周.骨与脊柱外科疾病处置实践[M].长春:吉林科学技术出版社,2019.

[15] 杜伟.脊柱外科手术技术与临床[M].长春:吉林科学技术出版社,2020.

[16] 南小峰,谢华.脊柱侧弯保守治疗 100 例[M].杭州:浙江工商大学出版社,2021.

[17] 陈世杰.实用脊柱外科与骨创伤诊疗学[M].天津科学技术出版社,2019.

[18] 沈建雄.综合征性脊柱侧凸的诊断与治疗[M].北京:人民卫生出版社,2018.

[19] 周雪峰.脊柱疾病治疗手册[M].郑州:河南科学技术出版社,2020.

［20］周跃.数字脊柱外科学［M］.济南:山东科学技术出版社,2019.

［21］田全良.脊柱外科与骨创伤系统疾病诊疗学［M］.昆明:云南科技出版社,2020.

［22］王文君.脊柱外科诊疗精要［M］.长春:吉林科学技术出版社,2021.

［23］肖建如.脊柱肿瘤学［M］.上海:上海科学技术出版社,2019.

［24］王振兴.骨科临床常见疾病诊断与手术［M］.哈尔滨:黑龙江科学技术出版社,2021.

［25］宋钦勇.脊柱外科与骨创伤临床应用学［M］.天津:天津科学技术出版社,2019.

［26］王勇.临床骨科疾病诊疗研究［M］.长春:吉林科学技术出版社,2020.

［27］郭文龙,樊效鸿.单侧双通道内镜下腰椎融合术治疗退行性腰椎管狭窄症33例［J］.中国中医骨伤科杂志,2022,30(12):45-49＋53.

［28］张晓军,胡侦明,江维,等.颈椎病的手术治疗策略［J］.中国骨与关节杂志,2023,12(01):1-3.

［29］葛艺,吴福畅,苏晨民,等.胸腰段脊柱骨折手术治疗进展［J］.现代医学与健康研究电子杂志,2022,6(24):125-128.

［30］袁海波,李东亚,潘彬,等.高位腰椎间盘突出症矢状面相关因素分析［J］.中国组织工程研究,2023,27(31):4984-4989.

［31］刘昊楠,张学军,李多依,等.先天性脊柱侧凸双节段平衡型半椎体畸形的影像学分析［J］.中国骨与关节杂志,2022,11(12):929-934.